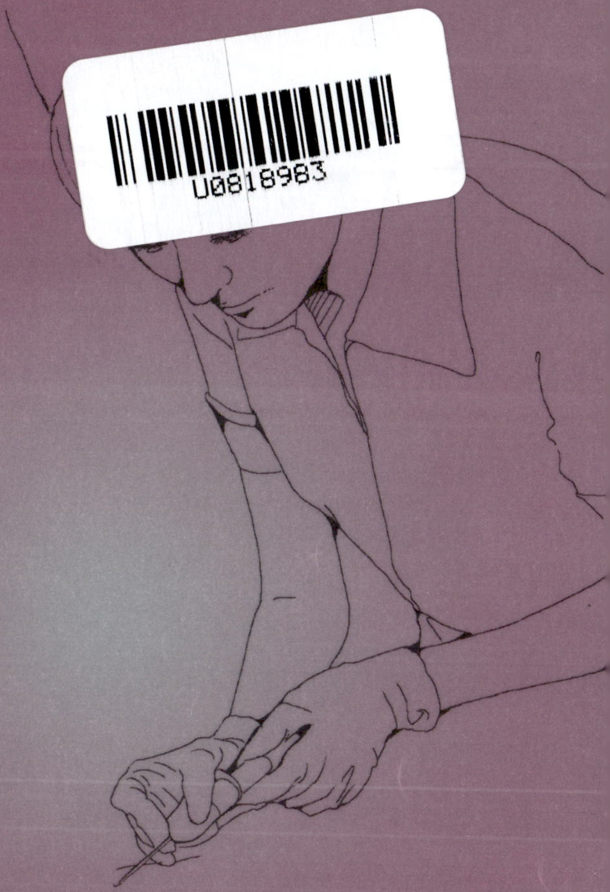

以心灵沟通心灵

用生命温暖生命

——与学习护理的同学共勉

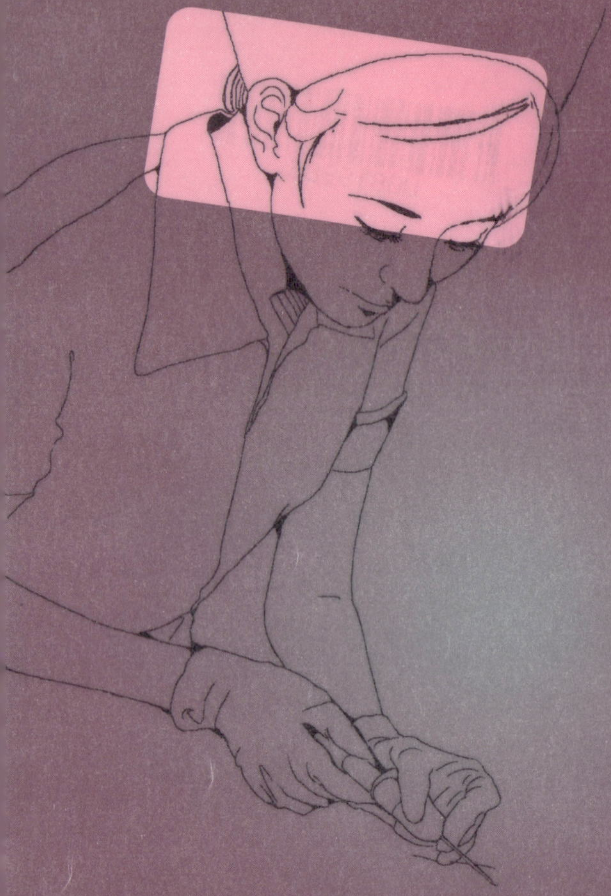

以心灵沟通心灵

用生命温暖生命

——与学习护理的同学共勉

“十二五”职业教育国家规划教材
经全国职业教育教材审定委员会审定
国家职业教育护理专业教学资源库配套教材

HULI LUNLI

护理伦理

主编　秦敬民 李　玲

高等教育出版社·北京

内容提要

本书为"十二五"职业教育国家规划教材。内容由护理伦理理论、护理伦理规范和护理伦理活动三部分组成，共8章。包括：绪论，护理伦理原则、规范和范畴，基础护理和系统化整体护理伦理，临床护理伦理，社区卫生保健和康复护理伦理，临终关怀和尸体料理护理伦理，护理伦理评价和监督，护理伦理教育和修养。本教材编写以全国护士执业资格考试大纲为参照，以反映护理专业培养目标、当前教改的新思路和新方法、国内外护理伦理学发展的最新研究成果为导向，以职业道德素质、能力培养为根本，力求体现高等职业教育护理专业伦理学教育特色。

本教材可供高等专科、高等职业教育、专升本护理专业学生使用，也可供护理专业各类成人高等教育学生及广大临床护理工作者使用和参考。

图书在版编目（CIP）数据

护理伦理/秦敬民，李玲主编. --北京：高等教育出版社，2015.1

ISBN 978-7-04-041179-9

I. ①护… II. ①秦… ②李… III. ①护理伦理学—高等职业教育—教材 IV. ①R47

中国版本图书馆CIP数据核字（2014）第282073号

策划编辑 夏 宇　　责任编辑 夏 宇　　封面设计 杨立新　　责任印制 田 甜

出版发行	高等教育出版社	咨询电话	400-810-0598
社　　址	北京市西城区德外大街4号	网　　址	http://www.hep.edu.cn
邮政编码	100120		http://www.hep.com.cn
印　　刷	北京铭传印刷有限公司	网上订购	http://www.landraco.com
开　　本	787mm×1092mm 1/16		http://www.landraco.com.cn
印　　张	10.25		
字　　数	200千字	版　　次	2015年1月第1版
插　　页	1	印　　次	2015年1月第1次印刷
购书热线	010-58581118	定　　价	19.00元

本书如有缺页、倒页、脱页等质量问题，请到所购图书销售部门联系调换

物 料 号 41179-00

《护理伦理》编写人员

主　编

秦敬民　李　玲

副主编

张敬春　张绍翼

编　者（按姓氏笔画排序）

王云岭　山东大学医学院

刘永恩　雅安职业技术学院

李　玲　黑龙江护理高等专科学校

张绍翼　重庆医药高等专科学校

张敬春　雅安职业技术学院

胡荣红　黔南民族医学高等专科学校

秦敬民　山东医学高等专科学校

郭万如　黑龙江护理高等专科学校

曹　蕾　宁波卫生职业技术学院

程子军　天津医学高等专科学校

国家职业教育护理专业教学资源库建设参与院校

（按首字笔画排序）

上海医药高等专科学校	大庆医学高等专科学校
山东医学高等专科学校	广西卫生职业技术学院
天津医学高等专科学校	长春医学高等专科学校
四川中医药高等专科学校	乐山职业技术学院
宁波卫生职业技术学院	永州职业技术学院
江西护理职业技术学院	江苏建康职业学院
安徽医学高等专科学校	苏州卫生职业技术学院
沧州医学高等专科学校	武汉大学医学职业技术学院
昌吉卫生学校	金华职业技术学院
贵阳护理职业学院	重庆三峡医药高等专科学校
重庆医药高等专科学校	泉州医学高等专科学校
济南护理职业学院	泰州职业技术学院
盐城卫生职业技术学院	聊城职业技术学院
廊坊卫生职业学院	商丘医学高等专科学校
淄博职业学院	雅安职业技术学院
黑龙江护理高等专科学校	湖北职业技术学院
滨州职业学院	福建卫生职业技术学院
漯河医学高等专科学校	漳州卫生职业学院
黔南民族医学高等专科学校	襄阳职业技术学院

出版说明

教材是教学过程的重要载体，加强教材建设是深化职业教育教学改革的有效途径，推进人才培养模式改革的重要条件，也是推动中高职协调发展的基础性工程，对促进现代职业教育体系建设，切实提高职业教育人才培养质量具有十分重要的作用。

为了认真贯彻《教育部关于"十二五"职业教育教材建设的若干意见》(教职成〔2012〕9号)，2012年12月，教育部职业教育与成人教育司启动了"十二五"职业教育国家规划教材(高等职业教育部分)的选题立项工作。作为全国最大的职业教育教材出版基地，我社按照"统筹规划，优化结构，锤炼精品，鼓励创新"的原则，完成了立项选题的论证遴选与申报工作。在教育部职业教育与成人教育司随后组织的选题评审中，由我社申报的1 338种选题被确定为"十二五"职业教育国家规划教材立项选题。现在，这批选题相继完成了编写工作，并由全国职业教育教材审定委员会审定通过后，陆续出版。

这批规划教材中，部分为修订版，其前身多为普通高等教育"十一五"国家级规划教材(高职高专)或普通高等教育"十五"国家级规划教材(高职高专)，在高等职业教育教学改革进程中不断吐故纳新，在长期的教学实践中接受检验并修改完善，是"锤炼精品"的基础与传承创新的硕果；部分为新编教材，反映了近年来高职院校教学内容与课程体系改革的成果，并对接新的职业标准和新的产业需求，反映新知识、新技术、新工艺和新方法，具有鲜明的时代特色和职教特色。无论是修订版，还是新编版，我社都将发挥自身在数字化教学资源建设方面的优势，为规划教材开发配备数字化教学资源，实现教材的一体化服务。

这批规划教材立项之时，也是国家职业教育专业教学资源库建设项目及国家精品资源共享课建设项目深入开展之际，而专业、课程、教材之间的紧密联系，无疑为融通教改项目、整合优质资源、打造精品力作奠定了基础。我社作为国家专业教学资源库平台建设和资源运营机构及国家精品开放课程项目组织实施单位，将建设成果以系列教材的形式成功申报立项，并在审定通过后陆续推出。这两个系列的规划教材，具有作者队伍强大、教改基础深厚、示范效应显著、配套资源丰富、纸质教材与在线资源一体化设计的鲜明特点，将是职业教育信息化条件下，扩展教学手段和范围，推动教学方式方法变革的重要媒介与典型代表。

教学改革无止境，精品教材永追求。我社将在今后一到两年内，集中优势力量，全力以赴，出版好、推广好这批规划教材，力促优质教材进校园、精品资源进课堂，从而更好地服务于高等职业教育教学改革，更好地服务于现代职教体系建设，更好地服务于青年成才。

高等教育出版社

2014年7月

序

为了更好地贯彻《国家中长期教育改革和发展规划纲要(2010—2020年)》关于“大力发展职业教育”的精神，根据《关于全面提高高等职业教育教学质量的若干意见》(教高〔2006〕16号)中“不断推进教学资源的共建共享”的要求，来自全国示范性高职院校、骨干高职院校等30余所高职高专院校的护理专业带头人及这些院校所在地的护理行业专家共同组成建设团队，自2010年起开展国家职业教育护理专业教学资源库建设。在护理专业教学资源库建设初具规模之际，全国高职高专医药类专业教学资源建设专家委员会共同携手，以多种形式积极推广资源库建设成果，不断扩大资源库项目影响力，深入发掘资源库的内在价值，有力地促进护理专业的教学改革和教学模式转变。而建设教学资源库配套教材，即是此项工作的关键一环。现在，我们欣喜地看到，在专家委员会强有力的规划指导和整体部署下，在高等教育出版社的统筹组织下，经过所有编者的不懈努力，“高等职业教育护理专业教学资源库配套教材”即将完成。

根据高职高专院校护理专业教学的实际需要，专家委员会在资源库建设的课程体系框架和强大项目团队的基础上，为本套教材总计规划了33种选题，遴选了62位主编，最终由38所院校分别牵头，400余位来自院校的专业骨干教师和来自医疗单位的资深行业人士作为编者，共同完成了全套教材的编写。

本套教材的建设理念与护理专业教学资源库建设一脉相承，即以临床护理岗位任务引领为出发点，以技术应用为重点，注重临床技术与教学过程有效对接，教学资源与教学内容有效对接，打破传统教学的固定思维，努力改变护理职业教育的教学形态，是护理职业教育教学改革的一次创新体验。我们真诚地希望，通过本套教材的建设和使用，与全国护理职业院校分享教学经验与改革成果，继续为医药卫生职业教育的教学改革、内涵建设和人才培养水平提升贡献力量。

国家职业教育护理专业教学资源库建设项目组

2012年6月于上海

前　言

随着医学科学的发展和医疗技术的进步，现代医学模式从生物医学模式向生物—心理—社会医学模式转变，传统单纯的护理技能已远远落后于现代护理发展的需要。因此，做好现代护理工作，护理工作者除了需要具有过硬的护理操作技能外，还必须树立以人为本、患者至上的护理理念和高尚医德，建立新型的护患关系。现代护理教育加强对学生的人文教育，帮助学生在优秀的人类文化背景下学会做人、学会学习、学会做事、学会合作，成为技术精湛、医德高尚的医务工作者，是时代赋予护理伦理学的历史使命和神圣职责。基于此，编写本教材。

本教材是护理伦理学教学改革和研究特别是教材改革和研究的结晶，是根据教育部关于加强高职高专教育人才培养工作的意见，由高等教育出版社围绕护理专业培养目标出版的“国家职业教育护理专业教学资源库配套教材”的32门教材之一。教材编写坚持基础理论、基本知识、基本技能和思想性、科学性、先进性、启发性、适应性的有机统一，以实用性、针对性、系统性、新颖性为原则，以全国护士执业资格考试大纲为参照，以反映护理专业培养目标、当前教改的新思路和新方法、国内外护理伦理学发展的最新研究成果为导向，以职业道德素质、能力培养为根本，力求体现高等职业教育护理专业伦理学教育特色。

本教材由护理伦理理论、护理伦理规范和护理伦理活动三部分组成，共8章。为提高学习效果，在编写本教材的同时，我们还配套编写了教材PPT课件、知识拓展、护士执业资格考试大纲等辅助电子读物，供读者登录资源库网站参阅。本教材可供医学院校护理学专业高等专科、高等职业教育、专升本学生使用，也可供护理专业各类成人高等教育学生及广大临床护理工作者使用和参考。

本教材编写过程中，学习借鉴了国内外医学伦理学专家、学者的最新研究成果，承蒙山东医学高等专科学校、黑龙江护理高等专科学校、雅安职业技术学院、重庆医药高等专科学校、山东大学医学院、天津医学高等专科学校、宁波卫生职业技术学院、黔南民族医学高等专科学校等院校的大力支持，一并表示诚挚的谢意！

由于编写人员的能力、水平有限，加之编写时间仓促，难免存在疏漏与错误，诚请广大读者、同行、同学提出宝贵意见，以使本教材在教改实践中进一步修改和完善。

主　　编
2014年6月

目 录

第一章　绪　　论

学习目标

1. 掌握道德、职业道德、护理道德的概念。理解生命论、人道论、美德论、道义论、后果论的含义及其在护理伦理学中的体现。
2. 熟悉护理伦理学的研究内容。
3. 了解护理道德的特点、地位与作用。
4. 能够正确阐述学习和研究护理伦理学的调查法、归纳演绎法、比较法、案例分析法和实践的方法。

案例1

某医院内科病房，治疗护理人员误将甲床患者的青霉素注射给乙床的患者，而将乙床的庆大霉素注射给甲床患者。她发现后，心里十分矛盾和紧张，并对乙床患者严密观察，没有发现青霉素过敏反应。该护理人员原想把此事隐瞒下去，但反复考虑还是报告给了护士长，同时作了自我检查。

【思考】

1. 护理人员应该遵循怎样的职业道德？

2. 此案例对于即将成为护理人员的你有何启示？

3. 若该护理人员看到没有异常现象出现，就把此事隐瞒下去，你会怎样评价该护理人员的行为？

护理伦理学是伦理学的一个分支，是护理学和伦理学相互交叉形成的交叉边缘学科。护理伦理学研究护理人员在为服务对象提供护理服务时所应遵循的道德规范和行为准则，有着丰富的研究内容。护理人员系统学习和研究护理伦理学，对建设良好的护患关系、促进社会的稳定与和谐发展具有重要意义。

第一节　护理伦理学概述

护理伦理学以护理道德为研究对象，属于职业伦理学的范畴。而护理道德和医学道德一样，属于职业道德的范畴。

一、医学道德与护理道德

(一) 道德与职业道德

从辞源学上讲，道和德本来是两个词。“道”本义为道路。东汉许慎所著《说文》曰“道，所行道也。”引申为规律。“德”的本义是“得”。《管子·心术上》中说“德者，得也”。《说文》中则说“德”是“外得于人，内得于己。”一般认为，“道”与“德”的连用，始于《荀子·劝学篇》“故学至乎礼而止矣，夫是之谓道德之极。”“道”和“德”联系在一起的意思，可从宋代朱熹《四书集注·论语注》中的表述看出来，“道者，人之所共由；德者，人之所得也。”这是指人们按照规律做事才会有所收获，引申为人们遵从社会(道德)规则做事才会有好处，才会增加善。

就现代社会而言，道德是由经济基础决定的一种社会意识形态，依靠社会舆论、传统习俗和人们的内心信念等非强制性力量维系，是调节人们行为的原则与规范的总和。道德是社会实践的产物，以善恶作为评价标准。一般来说，对他人、对社会有利、被公众认同的行为即是善的行为；而有害于他人和社会、不被公众认同的行为则是恶的行为。道德体系由道德意识、道德规范和道德活动三种要素构成，具有调节、导向、激励和教育作用。

当人们谈论道德时，是就整个社会生活而言的；而当人们谈论职业道德时，则只是相对于特定职业而言的。职业道德，就是同人们的职业活动紧密联系的符合职业特点要求的原则与规范的总和，它既是对本职人员在职业活动中行为的要求，同时又是特定职业对社会所负的道德责任与义务。职业道德是人们在职业生活中应遵循的基本道德，即一般社会道德在职业生活中的具体体现，是职业品德、职业纪律、专业胜任能力及职业责任等的总称，属于自律范围，它通过公约、守则等对职业生活中的某些方面加以规范。

(二) 医学道德

医学道德与护理道德都属于职业道德。医学道德简称医德，是医务人员在医疗实践中应遵循的道德规范的总和。医疗技术的不断发展、社会文明程度的日益提高对医学技术和服务质量提出了更高要求，医学道德的重要性日益凸显。医务人员医德的好坏直接关系着患者生命的安危及其家庭的悲欢离合。此外，当代医务人员的医德状况也是社会精神文明状况的重要标志。

(三) 护理道德

护理道德是护理人员的职业道德，是护理人员在护理过程中应该遵循的道德规范和行为准则的总和。良好的护理道德既是建立和谐护患关系的基础，也是护理质量的保证。

护理道德具有很强的实践性，是在一系列护理服务实践中逐步积累、发展起来的，是评价护理工作的一个重要标准。护理道德不仅是护理人员的行业自律，也体现了护理行业所应承担的社会道德责任。

二、护理伦理学的研究对象

作为职业伦理学中的专门学科，护理伦理学以护理人员在实践过程中产生的护理道德现象和护理人员与患者、医生、社会等之间的护理道德关系为研究对象。

(一) 护理道德现象

护理道德现象是指护理领域中反映护理道德的那些社会现象，如护理人员对于护理道德规范的学习、护理人员对于护理道德规范的践行、个别护理人员的败德行为等。护理人员对患者的关爱、同情与帮助就是一种典型正面护理道德现象，是护理人员践行护理道德规范的典型表现。

护理道德现象主要包括护理道德意识现象、护理道德规范现象和护理道德活动现象。

(二) 护理道德关系

护理道德关系是一种特殊的社会关系，往往受到主流社会意识形态和社会价值观念的影响。护理道德关系主要体现在护患关系、护医关系、护护关系、护社关系和护研关系上。

1. 护患关系

护患关系是指护理人员与患者及其家属之间的关系，其实质是一种服务与被服务的关系，是护理道德关系的核心。护理人员是患者的健康依靠和精神寄托，护患关系的好坏直接影响诊疗质量、生命安危、医院信誉和社会稳定。同时，护理人员的职业成就也将主要通过护患关系得到展现。护理工作的对象决定了护患关系的道德重要性。南丁格尔指出，"护理人员的工作对象不是冰冷的石块、木头和纸片，而是有热血和生命的人类"，可见，工作对象的特殊性决定了护患关系必然成为护理伦理学研究的主要对象。

2. 护医关系

护医关系是指护理人员与医生、医院管理人员、医技人员之间的关系，其实质是一种同事关系。护理人员的工作需要在医生的正确诊断、医技人员的默契配合、管理人员的高度重视下进行，同时医务人员的工作也离不开护理人员的协助配合。因此，护与医虽然专业不同，工作的性质和内容不同，但是他们却具有相同的工作目标。良好的护医关系是保证医疗完整性、提高医院整体医疗水平的基本条件。这决定了护医关系也是一种重要的护理道德关系。

3. 护护关系

护护关系是指护理人员与护理人员之间的关系，这是一种平等的互助合作关系，也是一种同事关系。护护关系不仅影响护理质量，也影响护理人员个人的职业成就。护护关系对护理质量的影响是最明显的，因为它的好坏直接影响护理人员的情绪，进一步影响护理人员的服务态度和相互配合。而护护关系也往往决定护理人员个人的职业成就。护理工作项目多，任务繁重，不良的护护关系很容易导致护理差错，从而威胁患者的生命健康。

4. 护社关系

护社关系是指护理人员与社会之间的关系。国际护理人员协会《护理人员职业道德准则》规定,"护理人员与社会共同承担责任,采取并支持行动,满足公众特别是弱势群体的健康及社会需要"。可见,护理人员并非只对医疗机构中的患者承担责任,他们还应该和社会一道,共同对整个社会中的人群承担健康责任。社会是个大家庭,包含着很多个体,护理人员和护理对象都是社会的重要组成部分,护理活动是全社会的活动,关系着社会的稳定与和谐。护理人员应该勇于承担社会责任,为提高社会全体人民的健康而努力做出自己的贡献。

5. 护研关系

护研关系是指护理人员与护理科学研究人员之间的关系。护理事业的发展离不开科学研究。护理科学研究人员需要不断对临床护理工作中遇到的各种难题进行探索,以求不断改进和提高临床护理水平。由于护理工作实践性强,研究人员很难在实验室中完成专业研究工作,因此临床护理现场往往就是护理研究人员的研究现场,护理人员的护理实践也常常会成为护理研究的重要内容。这意味着护理人员与研究人员、护理工作与研究工作之间都有着密切的关系。护理人员应该恰当处理好与护理科学研究人员之间的关系,共同为护理学和护理事业的发展做出自己的贡献。

三、护理伦理学的研究内容

护理伦理学的研究内容主要包括护理伦理理论体系、护理伦理实践体系、护理伦理规范体系、护理伦理内在规律和护理伦理难题。

1. 护理伦理理论体系

实践需要一定的理论指导。护理伦理理论体系指对护理伦理的理论认识体系,主要包括指导护理道德实践的伦理学理论,如生命论、人道论、美德论等,也包括对护理伦理道德现象的理论分析与理解,如关于护理道德的起源、护理道德的本质等。

2. 护理伦理实践体系

护理学本身是实践的,而护理伦理实际上也正体现在实际的护理工作之中。护理伦理实践体系主要包括对护理工作的伦理监督、对护理工作和护理人员品德的道德评价、护理工作的伦理决策、护理伦理审查、护理道德学习,以及护理道德教育等诸项工作。

3. 护理伦理规范体系

护理伦理规范体系包括护理道德原则、护理道德规则以及护理道德规范。护理道德原则是最为宏观、概括和基本的护理道德要求,护理道德规则是中观层面的护理道德要求,而护理道德规范则是对具体护理工作的道德要求。这三个层面的护理道德规范共同构成一个完整的护理伦理规范体系,分别调整不同的护理道德关系,用以解决不同的护理道德问题和难题。

4. 护理伦理内在规律

事物的现象和本质之间存在着必然的内在联系。运用系统方法、逻辑分析方法等认真考察各种现象及其发展轨迹，就能够发现这些现象之间的内在规律。对于护理道德的研究，依赖于对护理人员行为事实及护理工作规律的考察，也依赖于对具体护理道德现象的考察。通过这些考察，我们可以探索护理人员具体行为得当与否，从而发现护理伦理内在规律，进而探寻护理道德行为的内在价值。

5. 护理伦理难题

不断发展的医学高新技术在给患者带来福音的同时也带来了大量的伦理难题，如器官移植、安乐死、人工辅助生殖技术等，这些新技术中体现的价值与传统道德价值之间常常存在着矛盾和冲突，令医护人员产生行为决策时出现困难。例如，对于处于生命末期、感觉生活缺乏尊严与意义的癌症患者，当他发出死亡请求时，护理人员该如何处置呢？继续给予勉强维持生命的护理措施对于患者是一种善还是一种恶？这些问题常常困扰着护理人员，成为护理伦理学研究的伦理难题。

四、护理伦理学与其他学科的关系

护理伦理学是护理学与伦理学相交叉所形成的一门交叉学科。这类学科往往与产生它的母体学科有着密不可分的关系，同时，也与其他关系密切的学科相互借用研究材料和研究成果，从而促进学科之间的融合发展。

1. 护理伦理学与伦理学

伦理学是研究道德的科学，又称道德哲学。伦理学以社会道德现象为研究对象，力图揭示道德的本质、起源和发展，制定用以规范人们社会行为的道德规范体系，目的在于把道德理念内化为稳定的道德心理倾向，使人们自觉以伦理理论为指导，做出善的行为。而护理伦理学是一门职业伦理学，它研究的是护理职业领域内的道德现象和道德关系。显然，护理伦理学是伦理学的分支学科，伦理学为护理伦理学提供理论资源和支撑，而护理伦理学的研究则会丰富伦理学的研究范围和应用领域。

2. 护理伦理学与护理学

护理伦理学与护理学两者研究对象不一样。护理学是一门综合性学科，主要研究人类的健康状况和需求，以及能够减轻病痛、提高生命质量、维护生命健康的护理知识和技能。护理伦理学则以护理道德现象和护理道德关系为研究对象。但两者之间有紧密联系。护理道德现象和道德关系都是在护理实践活动中体现出来的，世界上并没有不依赖护理实践活动而单独存在的护理道德现象和护理道德关系。而护理工作的对象是人，护理实践活动涉及人的健康乃至于生命安危，与服务对象有着重大利害关系，体现着护理工作的善与恶，因此，护理实践活动应该遵循相应的护理道德规范。护理伦理学是护理学中不可缺少的组成部分，二者以保障人类身心健康为共同目标，互相补充、相互促进。

3. 护理伦理学与心理学

心理学是研究人类心理活动现象规律的科学，它通过研究影响心理活动的各种因素来维护人类心理健康。护理伦理学研究护理人员的道德行为，不可能不考察护理人员的内心状态和行为动机，这就需要向心理学借鉴理论资源。此外，在社会经济高速发展的今天，人们对心理健康的需求也日益增多。护理工作不但关系患者躯体的健康，而且也会同时影响患者的心理状态。患者在接受治疗的时候往往同时也有心理上得到抚慰的需求，这就要求护理人员在照顾患者身体健康的同时还需注重心理护理。护理道德规范既会对躯体护理工作提出道德要求，也会对心理护理工作提出道德要求。

4. 护理伦理学与教育学

两者的研究对象和内容均不相同。教育学以教育现象为研究对象，探索教育活动中出现的实际问题并试图解决，总结教育规律。护理活动需要德才兼备的优秀护理人员，护理人员的培养和成长自然离不开教育活动。护理伦理学要研究护理人员良好德性的养成问题，就会涉及品德教育内容、品德教育形式、品德教育方法等问题。同时护理品德教育中发现的问题、总结的经验等也都会为教育学的研究和发展提供素材，并拓展学科领域。可以说，教育学为护理伦理学提供理论支持，护理伦理学则会充实教育学的研究内容。

5. 护理伦理学与社会学

两者都是以各自范围内的不同现象和人际关系为研究对象。社会学从社会整体出发，研究社会现象的发生、发展和变迁规律，而护理伦理学所研究的许多问题也都是重要的社会现象，如护理资源的分配、护患关系的状况、护理人员的社会地位等。这类问题的研究和解决既需要护理伦理学的知识，也需要社会学的研究。

此外。护理伦理学与经济学、管理学、美学、法学等学科之间也有着密切联系。这些学科研究与护理伦理学之间相互渗透、互相支持，共同发展与完善。

第二节　护理道德的特点、地位和作用

一、护理道德的特点

护理道德既具备职业道德的一般特征，又有其独有的本质特点。总体来说，护理道德基本特点如下。

（1）人道性：《国际护理学会护理人员守则》规定“护理从本质上说就是尊重人的生命，尊重人的尊严和尊重人的权利。”这是人道性在护理伦理中最本质的体现。

（2）稳定性：在一定的历史时期内，护理人员所持的护理道德观念具有相似性，社会对护理人员的道德要求也具有一致性，这两个方面使护理道德表现出稳定性特点。

（3）规范性：作为职业道德，护理道德是护理人员应该遵循的行为准则和道德规范的总和。护理道德对护理人员的道德要求总是通过具体的行为规范来实现，通过这些规范，护理人员能够清楚明白地知道在具体的护理道德情境中应该如何行动。

（4）自律性：护理道德往往通过护理行业内的组织，如护理人员行业协会、护理学会等，制定统一的道德规范来指导护理人员的护理道德行为，这是护理领域的行业

自律。

(5) 职业性:护理道德是一种职业道德,只有从事护理行业的从业者才有义务遵守,因此,护理道德具有职业性特点。

二、护理道德的地位

案例 2

患者张某,男。因腰部多发性脓肿前往某医院就医,主诉曾于 2 年前发病时在乡医院用青霉素治疗有效,并无过敏反应。接诊医生李某,即为其开出直接肌内注射青霉素 80 万 U 的处方,当患者把处方拿给护理人员王某要求为其注射时,护理人员王某注意到处方上没有皮试字样,便向李某询问,李某说患者以前已做过,不用再做了。王某遂为患者肌内注射了青霉素,针刚拔出,患者即发生过敏性休克,经抢救无效死亡。

【思考】

1. 护理人员坚守职业道德有何重要性?
2. 如何评价护理人员王某的行为?
3. 如何理解护理道德的地位?

护理职业在医疗卫生事业中的重要地位决定了护理道德在职业道德体系中的重要地位。这可以从以下三个方面来理解。

1. 护理道德是确保诊疗、护理质量的核心力量

护理人员的一言一行都影响着患者的心理状态、疾病发展及身体康复,诊疗、护理最终目标是否能够达成,在相当程度上取决于护理服务的质量。具备良好护理道德品质的护理人员能充分结合先进技术全心全意为患者服务,使诊疗和护理达到最佳效果。而那些仅仅是业务熟练但在护理道德品质方面有缺陷的护理人员,不但常常受到患者的抱怨,而且发生护理过失的可能性也会比前者高很多。

2. 护理道德是医院良好声誉的重要基石

优质的护理服务和品德高尚的护理队伍对于医院的良好声誉来说永远是不可或缺的重要因素。护理人员是患者和家属接触最多的人群,护理人员的形象和德性是对医院形象的宣传和展示,护理道德的好坏会直接影响护理服务质量,进而影响医院整体形象。患者和家属对护理服务感到满意,往往是对医院的服务感到满意,他们对医院形象的传播必定为医院带来良好声誉。

3. 护理道德是护理、医疗卫生事业发展的中流砥柱

护理人员是与患者接触和为患者服务最多的人群。从这一意义上来说,护理专业对于患者的治疗与康复有着不言而喻的重要意义,这同时也为护理人员提出了更高的道德要求。高素质护理队伍能够准确、高效、全面掌握护理信息,快速适应护理、医疗

卫生事业发展需求，为患者提供高效、优质的护理服务。很难想象，没有良好的护理道德，却能够建设成一支高素质的护理队伍，因此，护理道德是护理、医疗卫生事业发展的中流砥柱。

三、护理道德的作用

1. 形成良好护德护风，提升医院服务水平

技术的不断进步和文明程度的日益提高给护理道德建设提出了更高的要求。现代医学认为新型合格的护理人才不仅需要娴熟掌握护理技巧，更要有高尚的思想品德。良好的护理道德具有强大的凝聚力，利于培养新型合格的护理人才，从整体上提升医院服务水平。

2. 促进护理模式转变，推动护理事业健康发展

随着医学模式的改变，护理模式也在发生着变化。护理道德的重要地位充分体现了“以人为本”的新理念，适应了维护患者“身心健康”的新要求，促进护理模式由原来的以疾病为中心向现在的以人的健康为中心的转变，是护理事业健康发展的标志。

3. 增强职业道德建设，适应社会主义道德建设要求

职业道德是社会主义建设的着力点之一。作为一种职业道德，护理道德丰富了职业道德的内涵。全心全意为人民服务是社会主义道德建设的核心，在护理工作中表现为全心全意为患者服务。完善护理道德建设推动了社会主义道德建设。

4. 改善护患关系，增进社会和谐、稳定、可持续发展

护患关系是护理道德关系的核心。护理人员以护理道德规范和行为准则为准绳，加强自身道德素养，形成融洽的护患关系，能够在一定程度上提高卫生资源利用的合理性，缓解卫生资源有限的社会矛盾，为社会的和谐稳定和可持续发展做贡献。

第三节　护理伦理的理论基础

每一门学科的建设与发展都离不开理论指导，护理伦理学基础理论是认识和学习护理伦理学的前提，同时护理伦理学的深入研究也促进了基础理论体系的进一步丰富与完善。护理伦理学基础理论主要有生命论、人道论、美德论、道义论和后果论。

案例 3

一位妇产科医生曾遇到一位卵巢癌晚期患者。患者年事已高，病情十分严重，辗转了几家医院都被拒绝手术治疗。许多医生都认为应该放弃，这位妇产科医生也没有十足的把握，就请教一位著名的老专家。这位老专家在认真研究病情后，说了句“我来

试试”，就上了手术台。打开腹腔后，专家发现肿瘤非常大，并且与周围组织已牢牢粘在一起了，盆腔被“扎”住了。在经过了艰苦的手术过程后，这位70岁的幸运患者又活了整整5年。

【思考】

1. 什么是生命质量极低？如何理解生命神圣论与生命质量论的关系？

2. 老专家的做法给医护人员以何种启示？

一、生命论

生命论是以对生命神圣性的看法、生命的质量、生命的价值等为依据来决定医疗护理措施的伦理学理论。生命论强调对生命的敬畏，认为生命是神圣的，具有一定的生命质量并能创造出生命价值，因而生命论又分为生命神圣论、生命质量论和生命价值论。

(一) 生命神圣论

生命神圣论是一种认为人的生命至高无上因而具有最高道德价值的伦理学理论。这一理论有若干理论来源。基督教伦理学认为，人的生命是上帝创造的，因而只有上帝能够对人的生命之去留做出决定，杀害生命或者放弃生命是对上帝的不敬，是一种罪过。从中国的文化传统来说，由于中国人贱物贵人，以人为尊，人的生命在世间具有最高价值，如《黄帝内经》中说“天覆地载，万物悉备，莫贵于人。”还有一种观点从生命诞生的偶然性和独特性来说明生命的神圣，认为每个人的生命都是数亿条精子竞争的结果，每个人在这个世界上都具有唯一性和不可重复性。这使得每个人的生命都十分独特，因而显得宝贵和神圣。

生命神圣论显然具有重要意义，一方面，这一理论极大提升了人在世间的价值和地位，有利于人类的生存和发展。另一方面，这一理论客观上促进了医学的发展与繁荣。既然生命无比神圣和宝贵，人们就理应为生命的保存而努力。与自然抗争、与疾病斗争就成为这一理论的必然逻辑结论。医学正是在这种保存生命的活动中诞生和不断发展的。

但是生命神圣论在今天却受到了医学科技发展带来的挑战。由于呼吸机、人工肝、人工肾等生命维持技术的发展，一些在传统医学条件下会很快死亡的患者，如有缺陷新生儿、恶性肿瘤晚期患者、器官衰竭患者等，在这些技术的维持下则可以在一定时间内继续存活。许多医生和伦理学家认为这种生命继续存活对患者来说是一种痛苦因而毫无价值。生命神圣论要求继续抢救和维持这样的生命是一种错误。

(二) 生命质量论

生命质量论是对生命神圣论的发展，这一理论认为生命并不是绝对神圣的，只有那些具有一定质量因而能使生命本身体验到幸福和快乐的生命才是神圣的，医学应该根据人们的生命质量来决定使用相应的医疗措施。生命质量论并不否定生命神圣论，而是在生命神圣论的基础上对生命存在提出更高的要求。生命质量论以生命健康程度、治愈希望、预期寿命等为标准探讨医护人员对患者的诊疗和护理态度。

目前人们对生命质量的理解包括三类。第一类是主要质量，指个体生命的身体或智力状态。第二类是根本质量，指一个人与他人进行有道德意义和社会意义的互动的能力。第三类是操作质量，指能够利用某种标准进行测定的智力或者生理状况。

（三）生命价值论

生命价值论是对生命神圣论的进一步发展，指根据生命对自身、他人和社会的效用来决定医疗护理措施的伦理学理论。所谓价值，就是客体具有的对主体具有某种效用的属性，即能够满足主体某种需要的有用性。生命价值即指生命能够满足自身、他人或社会的某种需要的有用性。在一个生命的所有价值中，生命对自身的价值被称为固有价值或者内在价值，生命对他人或社会的价值被称为工具价值或者外在价值。一般而言，生命价值论坚持生命固有价值的重要性，而只把生命的工具价值作为参考。生命价值反映了人作为一种存在的意义，是人与非人（动物）相区别的重要标志。

从护理角度看，生命论贯穿于整个护理实践过程。生命神圣论强调生命的神圣不可侵犯，要求护理人员对所有生命要做到一视同仁，保护生命，捍卫生命尊严。生命质量论和生命价值论的提出进一步明确了护理伦理的道德方向，为不同患者采取不同护理措施，为制定控制人口数量、提高人口质量政策提供了科学的理论依据。

但生命论也存在着不足。生命神圣论缺乏辩证性思考，片面追求生命数量，制约医疗技术发展，带来大量伦理难题，生命质量论和生命价值论对其作了很好的补充。生命神圣论是生命质量论和生命价值论的起点和归宿。

二、人道论

人道论发源于人道主义思想，是一种认为人的地位至高无上、人的生命具有重要价值，因而应维护人之为人的尊严、权利与人格的伦理学理论。人道论尊重人的尊严和人的价值，重视人的幸福，追求人的完善，坚持以人为本。

作为人道论思想来源的人道主义有广义和狭义之分。狭义的人道主义由资产阶级思想家提出，用以反对封建思想和中世纪宗教中的禁欲主义。广义的人道主义则指一切维护人的尊严、尊重人的权利、重视人的价值、实现人的全面发展的“以人为本”的思想。

护理工作与人道论有密切关系。人道论要求护理人员以患者为中心，关怀患者、爱护患者、尊重患者，这主要表现在以下几个方面：① 尊重患者的生命。这是最为基础和根本的人道主义，是人道主义的首要体现。② 尊重患者的权利。患者有平等就医权，有对护理方案的自主选择权，有对护理过程的知情同意权等，这些权利都应该受到护理人员的尊重。③ 尊重患者的人格。护理人员在护理过程中要一视同仁，对任何患者都不应有歧视的态度和行为。④ 重视患者的现世幸福。对于患者的需求，特别是解除身体上的疼痛、不适及心理上的恐惧、不安等需求，护理人员应认真对待，尽量满足。⑤ 维护患者的健康利益。护理人员应向患者或其家属说明病情和诊疗措施及存在的风险，在护理中尽到与当时医疗水平相应的护理义务，根据病情采取最适当、最合理的护理方式，切实维护患者的健康利益。

三、美德论

美德论，又称德性论或品德论，是研究什么是道德完美的人以及如何成为道德完美的人的伦理学理论。美德论强调道德行为主体的德性品质，认为在道德领域，主体的德性完美比行为及其后果更加重要。在美德论者看来，社会之所以需要道德，就是要缔造一个和谐社会。如果不考虑道德主体的德性问题，就可能出现虽然人们都不做不道德的事情，但那只是出于对规则的规避或者对功利的追求，却缺乏人与人之间的温情，从而社会会变得极端冷漠。美德论指引着道德理论的发展方向，也是道德理论的目的和归宿，体现着人性之善。

在护理伦理学中，我们将运用美德论讨论护理人员应该具有什么样的品德，以及如何成为道德高尚的护理人员。护理美德是护理人员在长期的护理道德行为中形成和表现出来的比较稳定的心理特征和行为倾向。护理人员的优良道德品质需要通过长期的护理实践才能养成，这些道德品质也需要通过护理道德行为才能得以体现。

护理人员应该以护理美德为指导，提升护理道德素养，提高诊疗、护理质量，全心全意为患者服务，成为真正意义上的“白衣天使”。

四、道义论

道义论又称义务论，是根据某一行为是否符合特定的义务，或者根据某一行为是否是正当的或应该的来判定其道德与否的伦理学理论。道义论主张，判断一个行为是否道德，不应当考虑结果，也不应该考虑这一行为是什么样的人所做的，而应当看这一行为是否符合某种特定的义务，或者这一行为是否是正当的、正义的。道义论的核心在于强调对义务的敬重与服从。

护理伦理学中的道义论主体为护理人员，强调护理人员应该遵循护理道德，承担起维护患者身心健康的义务和责任，从而创造出稳定、和谐的护理环境，形成良好的护理秩序。道义论是个警钟，时刻提醒护理人员规范自身言行，培养高尚的道德情操。

但道义论在护理伦理中也暴露了自身的局限性。首先，道义论注重的是行为的动机，忽略了动机和效用的统一。某种道德规范会对患者产生什么样的效果不在道义论讨论范围之内，大量伦理难题的出现，运用道义论可能无法解决。其次，道义论主要强调护理人员对患者的义务，对象范围过于狭隘，护理人员对他人、对社会也应该承担一定的道德责任。道义论在这两个层面上与护理伦理的发展产生了矛盾。

五、功利论

功利论是后果论的一种。后果论也称为效用论或结果论，是指根据行为后果来判定某一行为是否合乎伦理的一种伦理学理论。典型的后果论以结果为导向，以利益最大化为准则，来确定和选择善的行为。它认为，合乎伦理的行为应该能带来好的结果，而所谓好的结果，就是对行为者或者一个行为所能影响的人群有益的结果，如带来快乐、幸福等。后果论一般可分为三种，即利己主义、功利论和公益论。

所谓利己主义，是根据行为后果与自身利益的关系而判定该行为是否合乎伦理的伦理学思想。利己主义认为，好的行为应该能够增加行为者本人的利益。

所谓公益论是根据行为对社会公共利益的影响来判定行为是否合乎伦理的伦理学思想。典型的公益论认为一种好的行为应该能够增进社会公共利益。

功利论既不同于利己主义，也不同于公益论，它是根据行为增加还是减少行为相关者（即利益共同体）的利益来判定行为是否合乎伦理的伦理学思想。它认为，一种合乎伦理的行为应该能够给所有的行为相关者带来好处。其著名原则是“最大多数人的最大幸福”。功利论不考虑一个人行为的动机与手段，仅考虑一个行为的结果对最大快乐值的影响。能增加最大快乐值的即是善；反之即为恶。

功利论在护理伦理中体现在患者及其家属的最大利益和幸福上。功利论旨在将有限的卫生资源尽量合理地分配给最需要的人，照顾到患者和多数人的需求，实现利益最大化，同时肯定护理人员自身的正当利益，充分调动护理人员的工作积极性，积极热情地投入护理工作当中。

但是功利论只考虑行为结果，具有一定的片面性。一方面，功利论不考虑动机的纯洁性和合理性，可能会导致一些人为了达到目的而不择手段，助长歪风邪气，使护理队伍失去纯洁性和凝聚力，影响护理道德建设。另一方面，功利论在一定程度上存在着自私性，如果没有正确的价值观和坚定的道德立场，容易滋生小团体主义和利己主义，人心涣散。把功利论与道义论相结合，才能更好地为护理伦理学提供理论指导。

第四节　学习和研究护理伦理学的意义和方法

对于护理人员而言，学习和研究护理伦理学有着重要意义。在学习方法上，调查法、归纳演绎法、比较法、案例分析法、实践法等方法都可以有很好的效果。

一、学习和研究护理伦理学的意义

学习和研究护理伦理学的重要意义可以从以下四个方面来理解。

1. 有利于提升护理队伍整体的护理道德素养

今天，护理人员已经成为医疗卫生事业中一支重要的技术队伍，他们在防病治病、维护人民群众健康的工作中做出了很大的贡献。而以人的健康为中心的护理理念也对护理道德建设提出了更高的要求。护理人员不仅要尽心尽责做好健康护理工作，还必须加强自身道德素养。“德才兼备”的护理人员才能适应护理学科和医疗卫生事业全面发展的要求。作为一门职业伦理学，护理伦理学以经典的伦理学理论为指导，深入研究护理工作的职业特点，深度解析护理工作中遇到的道德问题、难题，并提出有效的应对策略。护理伦理学还对护理人员的道德教育、道德修养进行研究，提出护理人员应该具备的道德境界。因此，护理人员认真学习和研究护理伦理学，有利于提升护理队伍整体的护理道德素养。

2. 有利于提升医院服务水平，树立医院良好形象

先进的医疗技术设备和优质的医疗服务分别是医院的有形资产和无形资产。实践证明，面对日趋激烈的医疗市场，医院想要站稳脚跟仅靠有形资产是远远不够的，还需要无形资产的强有力支撑。护理道德便是无形资产中的重要组成部分，护理人员道德素养的高低能够直接反映一个医院的整体服务水平。护理人员学习和研究护理伦理学，努力提高自身道德素养，严格按照护理道德要求工作，为患者提高优质护理服务，就能够不断提升医院的服务水平，让患者满意，让社会满意，从而树立医院的良好形象。

3. 有利于提高卫生事业中的社会效益和经济效益

卫生事业管理中，有限的卫生资源如何公平合理分配才能最大限度满足人们需要，从而取得最佳的社会效益和经济效益一直是个难题，究其原因，一个是卫生资源有限，另外一个就是资源浪费。学习护理伦理学，在熟练掌握护理技巧的基础上养成高尚品德，协调好护患护际关系，组建优质护理队伍在很大程度上能够避免有限卫生资源的浪费，提高资源利用率，增强卫生资源分配的合理性，进而给卫生事业带来可观的社会效益和经济效益。同时，优质的护理队伍也必能提供更好的护理服务，从而提高卫生事业的社会效益。

4. 有利于社会主义精神文明建设

道德建设是社会主义精神文明建设的重要组成部分，是社会主义精神文明建设的灵魂，决定着精神文明建设的性质和方向。由于护理队伍十分庞大，护理人员众多，因此护理道德建设在社会主义精神文明建设中发挥着不可替代的作用。护理人员拥有良好的护理道德素养本身就显示了护理队伍的良好精神文明风貌，而这种道德素养也必定能够对医院里其他专业医务人员道德素养的提升产生正面影响，并对整个社会形成精神文明道德建设的窗口示范效应和辐射效应，从而带动整个社会道德素养的提升与道德状况的改善，进而全方位促进社会主义精神文明建设。

二、学习和研究护理伦理学的方法

1. 调查法

调查法是指采用问卷、访谈、观察等专业方法，对某一社会现象或社会问题进行有针对性的资料收集工作，并对所收集的资料进行分析、综合，从而达到对该社会现象或社会问题深入理解的研究方法。调查法本来是社会科学的研究方法，尤其在社会学中

应用较多，属于实证研究的范畴。但近些年来，许多人文学科为了更深入地理解某些社会问题，也常常采用调查法来进行专题研究。护理伦理学以护理道德现象和道德关系为研究对象，为了深入理解相关护理道德现象，护理伦理学研究者也会采用调查法作为研究方法。如关于护理人员对待安乐死的态度的了解，关于护理人员对伦理审查的认知现状的了解，等等。

2. 归纳演绎法

归纳和演绎是两种不同的逻辑推理方法，但往往结合使用。一般来讲，归纳是由具体到一般的推理过程，演绎则是由一般到具体。护理道德现象和关系错综复杂，结合归纳法和演绎法有利于找出其中的本质和规律，更加全面系统地开展护理伦理学研究。例如，当通过调查发现大多数护理人员都认为对终末期患者给予安乐死是正确的时候，我们就可以归纳说，护理人员是接受安乐死的。这就是在应用归纳法。

3. 比较法

比较的方法是指通过探求此一事物和彼一事物的相同点和相异点，来发现事物本质的研究和学习方法。在护理伦理学的学习和研究中，我们既可以使用比较法来理解护理伦理学的基本理论，也可以使用比较法来了解护理人员与医疗人员对于当前医疗卫生事业中某些道德问题和道德现象的态度异同。比如，通过比较行为义务论和规则义务论，我们就可以知道，两者在判定行为是否合乎道德时，都看重行为本身的正当性，而不是看重行为的结果。但是行为义务论更注重特定道德境遇对于行为选择和判定的影响，而规则义务论则更看重道德规范对于行为选择和判定的影响。通过这种比较就能够更深入地理解义务论的这两种类型。

4. 案例法

案例法是提取典型的护理伦理案例，基于已有的护理伦理价值观和护理伦理规范，发现、分析其中的伦理问题，提出伦理解决方案的学习和研究方法。使用案例法的关键在于案例的选择和编写。好的案例应该是那些能够反映社会现实的典型案例，案例中的情境和伦理问题能够较好地适应学生的学习需要，而且应该有趣、深刻和发人深省。实践证明，案例法很适合护理伦理学的学习和研究需要。这种方法可以在学习研究过程中通过具体案例将护理道德现象、道德关系等更为形象地展现出来，运用护理伦理理论知识对案例进行分析评价，能够达到对护理伦理问题的深入理解。

5. 实践法

实践法是指结合护理科学发展和临床护理实践对护理伦理学进行研究和学习的方法，包括以现有理论为指导进行实践活动和通过实践进一步完善理论两个方面。护理伦理来源于各种实践活动，护理伦理理论只有运用于实践才能得到有效检验，同时，也只有通过护理伦理实践，护理伦理学理论才能得到发展。护理伦理学的研究学习必须与实践紧密结合。

小　结

- 绪论
  - 护理伦理学概述
    - 医学道德与护理道德
      - 道德与职业道德
      - 医学道德
      - 护理道德
    - 护理伦理学的研究对象
      - 护理道德现象
      - 护理道德关系
    - 护理伦理学的研究内容
      - 护理伦理理论体系
      - 护理伦理实践体系
      - 护理伦理规范体系
      - 护理伦理内在规律
      - 护理伦理难题
    - 护理伦理学与其他学科的关系
      - 护理伦理学与伦理学
      - 护理伦理学与护理学
      - 护理伦理学与心理学
      - 护理伦理学与教育学
      - 护理伦理学与社会学
  - 护理道德的特点、地位和作用
    - 护理道德的特点
    - 护理道德的地位
      - 护理道德是确保诊疗、护理质量的核心力量
      - 护理道德是医院良好声誉的重要基石
      - 护理道德是护理、医疗卫生事业发展的中流砥柱
    - 护理道德的作用
      - 形成良好护德护风，提升医院服务水平
      - 促进护理模式转变，推动护理事业健康发展
      - 增强职业道德建设，适应社会主义道德建设
      - 改善护患关系，增进社会和谐、稳定、可持续发展
  - 护理伦理的理论基础
    - 生命论
      - 生命神圣论
      - 生命质量论
      - 生命价值论
    - 人道论
    - 美德论
    - 道义论
    - 功利论
  - 学习和研究护理伦理学的意义和方法
    - 学习和研究护理伦理学的意义
      - 有利于提升护理队伍整体的护理道德素养
      - 有利于提升医院服务水平，树立医院良好形象
      - 有利于提高卫生事业中的社会效益和经济效益
      - 有利于社会主义精神文明建设
    - 学习和研究护理伦理学的方法
      - 调查法
      - 归纳演绎法
      - 比较法
      - 案例分析法
      - 实践法

思考题

1. 如何理解护理道德的地位和作用?
2. 学习和研究护理伦理学有什么意义?
3. 生命论、人道论、美德论、道义论和后果论对护理伦理学有什么理论意义?

（王云岭）

第二章 护理伦理原则、规范和范畴

学习目标

1. 掌握护理伦理学基本原则的内容及对护理人员的要求。
2. 掌握自主原则、不伤害原则、公正原则、行善原则在护理执业中的具体要求，明确以上原则在临床工作中的意义。
3. 熟悉权利与义务、情感与良心、荣誉与幸福、审慎与保密等护理伦理基本范畴的概念、内容和作用。
4. 了解护理伦理基本规范的内容和作用。
5. 能够运用护理伦理原则、规范和范畴的基本原理指导护理实践工作。

案例1

西安某研究所郑女士，因腹部长期疼痛难忍入解放军××医院，手术后取出断裂止血钳(已三截)。回忆原因，8年前该患者诊断患乙状结肠癌，同年由陕西省某医院行乙状结肠癌根治切除术，术后不适，先后6次检查，未发现异常。

【思考】

1. 医护人员应遵循的护理伦理原则是什么？
2. 在临床工作中应如何体现护理伦理规范？

护理伦理的基本原则、规范和范畴在护理伦理学中占有重要的地位，是护理伦理学的核心内容，也是护士执业考试中的考点。在现代社会经济领域中，护理伦理的基本原则、规范和范畴共同组成了护理伦理规范体系，正确理解和践行护理伦理基本原则、规范和范畴，是提高护理人员道德素质、整体水平、培养护理人员执业能力的根本体现。

第一节 护理伦理的基本原则

一、护理伦理基本原则的实质

原则，指人们观察问题和解决问题的标准或准绳。护理伦理的基本原则是社会主义道德原则在医疗卫生、预防保健、护理服务领域中的重要组成部分，是护理道德规范体系的总纲和精髓，是调节护理人员在护理实践中人际关系的最基本的出发点，是衡量和指导护理实践活动的道德标准。它贯穿于护理实践的全过程，是伦理道德要求在护理职业中的最好体现。

二、护理伦理基本原则的内容

20 世纪 80 年代，我国医学伦理界学者提出“救死扶伤、防病治病，实行社会主义人道主义，全心全意为人民的身心健康服务。”明确了社会主义医学伦理学的基本原则，也即护理伦理基本原则。这三方面内容相互联系，不可分割，是有机的整体，它科学地指出护理实践活动的本质和规律，明确了护理人员服务的宗旨和目的，并在护理伦理规范体系中处于首要地位，起着主导作用。它是护理人员树立正确的道德观念，选择良好的护理道德行为，开展护理伦理决策、监督、评价、考核、教育和提升修养而遵循的根本准则，也是衡量医护人员道德水平的最高标准，有较强的实践作用和临床指导意义。

1. 救死扶伤、防病治病

救死扶伤、防病治病是医疗护理工作的首要任务，是对护理人员的最基本要求，是医护人员的重要职责。要求护理人员不仅把“全心全意为人民的身心健康服务”作为工作的终极目标，而且要在具体工作中体现热爱护理事业，努力钻研，勤奋学习，精益求精的道德品质，维护患者和社会的利益，做好救死扶伤、防病治病各项工作，才能实现促进人类健康根本目的。

2. 实行社会主义人道主义

社会主义人道主义继承了医学人道主义的传统，在新的历史时期得到弘扬和传承，并赋予新的内涵，体现出社会主义制度下，对人的生命价值的尊重和人格的重视，是所有医护人员一切工作的出发点。护理人员不仅要把救死扶伤、防病治病，作为最基本的道德要求，也要在工作中体现出关心爱护患者，尊重患者生命，待患诚实，一视同仁，维护和保护患者权利的责任和义务。

3. 全心全意为人民的身心健康服务

全心全意为人民的身心健康服务，是社会主义伦理道德区别国内外传统医德的本质特征；是体现毛泽东同志“为人民服务”宗旨在护理工作中的具体化，是医护人员的医德理想和目标；是社会主义社会新时期护理人员的义务，它贯穿于整个护理伦理体系之中，也是护理工作的归宿。

全心全意为人民的身心健康服务意义深刻，第一，不是为少数人服务、谋利益，而是为广大的人民群众救死扶伤，带来幸福谋求福音。第二，为人民的健康服务内容广泛、全面，既要治疗救护患者机体上的病痛，又要医治和安慰患者心理的创伤，达到身心全面健康的目的。第三，护理人员要保持旺盛的工作热情，任劳任怨，一丝不苟，审慎严谨，努力钻研，求真务实，全心全意为人民的身心健康做好服务。

三、护理职业中的伦理原则

美国学者比彻姆(Beauchamp)和柴尔德里斯(Childress)在《生物医学伦理学原则》一书中提出了护理伦理学的四个基本原则,即自主原则、不伤害原则、公正原则和行善原则,这些原则已被国际伦理学界接受,并应用于医学与护理伦理学中,同时也得到我国医学界人士的认同并在实践中应用。

(一) 自主原则

1. 自主原则的含义

自主原则(the principle of autonomy)是指尊重个人在不受外界干扰下,自由选择自己行为的权利,即指患者自己做决定的原则,又称尊重原则。在医疗护理中是指医护人员在为患者提供医疗诊治前,应先向患者说明医治护理活动的目的、益处及可能的结果,然后征求患者的意见,由患者自己决定。自主原则的实质是对患者包括自主知情权、自主同意权、自主选择权等自主权利的尊重和维护。自主原则的使用并不适用于所有患者,它只适用于能做出理性决定的人。对于自主能力减弱或者没有自主能力的患者如婴幼儿、严重智障者、昏迷患者等,不但不应该授予自主权,反而需要加以保护、监督与协助。

案例 2

患者张某,男性,60岁,痴呆患者,智力低下,膀胱癌晚期。他的监护人是丧失劳动能力、在福利院的母亲。由于膀胱癌晚期导致患者大量尿血,为防止失血性休克,医生决定为其输血。患者母亲最初同意医生的建议,但她发现,输血增加了他的膀胱出血,给儿子带来痛苦,她请求医生停止对患者输血,而医生认为,停止输血就意味着剥夺了患者的生命权利。医院将其监护人上诉法院。

【思考】

若你是该患者的责任护理人员

1. 应如何执行医嘱?理由如何?
2. 患者的权利是什么?怎样履行?
3. 你认为,法院应该支持医院还是监护人?

2. 自主原则在护理工作中的应用

(1) 在医疗护理工作中,首先要考虑患者的自主权,即患者自主做决定的权利。患者有权选择接受或拒绝医务人员的医疗护理方案,这是患者自主性的体现。其次应做到仔细倾听患者的主诉,关心、尊重患者的意愿,为患者提供个性化的护理照顾,正确回答告知相关信息,为患者提供最佳诊治、护理方案,协助患者完成自我选择、自我决定的选择权。为了使患者能充分行使同意权，医务人员应该以患者或其法定代理人能理解的用词，详细阐明必要和重要的资料或信息。

(2) 护理人员在医疗护理工作中首先将患者自我决定视为专业人员处理医患、护患关系的最高职责。伦理学者认为，医患、护患关系是一种伙伴关系。这种支持性的伙伴关系，需要医务人员与患者共同参与，以增强患者的自主性。同时医护人员有义务主动提供适宜的环境和必要的条件，以保证患者充分行使自主权，尊重患者及其家属的自主性和决定，保证患者自主选择医生、医护小组、治疗方案等相关的医疗信息。在患者做决定的过程中，医务人员应协助患者了解医疗情况，以及从患者最大利益出发为其提供专业的科学的建议，以协助患者完成自我决定的目的。

知识链接

卫生部 2010 年 1 月 22 日颁布的《病历书写基本规范》规定：对需取得患者书面同意方可进行的医疗活动，应由患者本人签署知情同意书。患者不具备完全民事行为能力时，应当由其法定代理人签字；患者因病无法签字时，应当由其授权的人员签字；为抢救患者，在法定代理人或被授权人无法及时签字的情况下，可由医疗机构负责人或者授权的负责人签字。此规定自 2010 年 3 月 1 日起实施。卫生部表示，出台“规范”是为了保障医疗质量和医疗安全。

(3) 在医疗护理工作中应尊重患者自主选择的权利。护理人员尊重患者及其自主权，不仅有利于维护护理方案的形成和保障护理活动合理、正常进行，而且具有心理、伦理和法律的积极意义。一方面能使患者感到自身的价值体现，调动其主动参与的积极性，另一方面也增强对护理人员的尊重和信任，从而有利于护患关系的沟通、交流及和谐关系的建立，减少和杜绝医疗护理纠纷的发生。

(4) 在医疗护理工作中应协助患者行使自主权。医护人员尊重患者的权利，绝不意味着放弃自己的责任。当患者充分了解和理解自己的病情信息后，患者的选择和医务人员的建议往往是一致的。但是，有时医护人员尽管处于患者最大利益的考虑，患者的选择也会与医护人员的建议不同。对于具有选择能力而因患者角色缺失、角色行为减退、角色行为异常等放弃选择或拒绝治疗时，护理人员应协助医生深入了解患者的心理动机，并配合家属耐心、冷静地提出劝告，同时调节其心理状况，使其选择最佳的方案。对那些选择与他人、社会、其他机构发生利益上冲突或产生矛盾的患者，护理人员应协助患者审慎选择，既要履行对他人、其他机构、社会的责任，还要减少患者的损失。

(5) 在医疗护理工作中要正确运用行使护理自主权。正确运用行使护理自主权是指医护人员在诊疗护理中有自主权。对于缺失或丧失自主能力的患者，如婴幼儿、严重精神病和智力低下患者、老年痴呆患者、昏迷或无意识状态患者等，护理人员应该尊重家属或监护人的选择权利。但是，如果这种选择违背了丧失自主能力前的患者的意愿或不利于患者的利益，医护人员不应听之任之，而应咨询所属单位或社会上的有关机构(如医院伦理委员会)商讨或听取意见。如果患者处于生命的危急时刻,出于患者的利益和职业的责任,应行使护理自主权,并选择恰当的护理措施。如果患者的选择对自身、他人的健康和生命构成威胁,对社会产生危害时,医护人员有责任对患者的自主权进行限制。

(二) 不伤害原则

案例 3

某14岁男孩,上中学二年级,精神意识状态正常,因烧伤需要做截肢手术,手术前其父母要求医护人员勿让患儿知晓实情。

【思考】

作为他的责任护理人员,你认为怎样处置最合适,依据什么伦理原则?

1. 不伤害原则的含义

不伤害原则(the principle of nonmaleficence)是指在医疗护理实践中最大限度地避免给患者带来不应有的伤害的伦理原则。不伤害原则的目的强调患者应获得较多的益处或预防较大的伤害。在此过程中除了不伤害他人外,也不能将他人处于受伤害的危险情况中。其含义不在于消除任何医疗伤害,而在于更好地培养为患者高度负责、保护患者生命健康的道德责任和科学态度。

常见的医疗伤害有技术性伤害、行为性伤害、经济性伤害。技术性伤害,指由于医护人员知识和技能低下、医疗技术使用不当对患者造成的伤害,主要包括药物、诊断和手术等原因造成的伤害。行为性伤害,指由于医护人员对患者的呼唤或提问置之不理,歧视、侮辱、谩骂患者或家属,强迫患者接受某项检查或治疗措施,个人行为疏忽、粗疏,态度冷漠,出言不逊,动作粗野等,都会不同程度造成对患者及家属心理、精神等方面的伤害,如艾滋病患者等。经济性伤害,指由于医护人员出于个人或集团利益导致患者过度医疗护理消费,给患者造成经济损失,如乱收费、开大额处方等。

2. 不伤害原则在护理工作中的应用

不伤害原则是古今中外医护人员一贯遵循的原则。在希波克拉底誓言与南丁格尔誓言中皆有强调,其中在南丁格尔誓言中,要求护理人员应"勿为有损之事,勿取服或故用有害之药"。随着现代科技与医学知识的快速发展,很多高科技的检查、治疗或护理手段被广泛运用,这无疑有利于挽救患者生命。但与此同时,如果治疗使用不当,也会给患者带来某些伤害。为了预防在护理过程中对患者的蓄意伤害,或将伤害减少到最低程度,不伤害原则对护理人员提出以下要求:增强将患者利益和生命健康放在首位的思想意识;杜绝有意和责任性伤害;努力防范难免伤害和意外伤害的发生,当伤害无法避免时,要积极了解及评估各项护理活动可能对患者造成的影响,选择利益大于危险或伤害的护理措施和诊治方式；重视患者的意愿或利益，对其合理的意愿或利益尽力给予满足，以保证患者得到最理想的医疗护理方案。

（三）公正原则

1. 公正原则的含义

公正原则(the principle of fairness)。公正是指公平、正义、不偏不倚。美国著名哲学家、伦理学家约翰·罗尔斯认为，公正即给予某人应得的报偿或满足其合法的要求。如果某人不具备应得报偿的条件而给予奖赏即为不公正。公正原则是指在医学服务中公平、正直地对待每一位患者的伦理原则，公正原则包括形式公正原则和内容公正原则。形式公正原则主张在分配医疗护理负担和收益时，同样的人给予同样对待，不同样的人给予不同对待。内容公正原则是指依据个人的地位、能力、贡献、个人需要等具体条件确定享有待遇。

在当代社会，公正原则作为护理伦理的原则，其依据主要是患者和医护人员在社会地位、人格尊严上是平等的，患者虽有各种差异，但依然享有平等的生命健康权和医疗保健权，患者处于医患交往中的弱势地位，应得到医疗护理给予的公正、正义的关怀，这些因素决定了医护公正的必然性与合理性。

公正原则应该体现在两个方面，即人际交往公正和资源分配公正。人际交往公正对医疗护理的要求是，与各种差异的患者与家属交往时要一视同仁、平等待患，以公平合理的处事态度来对待患者和有关人员。资源分配公正要求以公平优先、兼顾效率为基本原则，优化配置和利用医疗卫生资源。医疗卫生资源是指满足人们健康需要的，可用的人力、物力、财力的总和。其分配包括宏观分配和微观分配两部分。宏观分配是各级立法和行政机构的分配，目标是实现现有卫生资源的优化配置，用于充分保障人人享有基本医疗保健，并在此基础上满足人们多层次的医疗保健需求。微观分配是由医院和医护人员针对特定患者在临床诊疗中的分配，在我国主要指住院床位、手术机会及贵重稀缺医疗资源的分配，临床上，公正原则针对微观医药卫生资源分配，要求医方依次按医学标准——社会价值标准——家庭角色标准——科研价值标准——余年寿命标准综合权衡，进行比较后再筛选，以确定稀缺医药卫生资源优先享有者的资格。

2. 公正原则在护理工作中的应用

获得医疗护理服务和健康照顾是公民的一种权利，当人们对医疗护理服务和健康照顾有同等的基本需求时，同时也有平等接受医疗护理服务和健康照顾的权利，这就要求医护人员通过公正原则，把医疗护理上的相关信息和利益，公平、公正、合理地传送给患者，使患者真正获得平等权。在稀少卫生资源的分配和使用上，应依据有利于疾病的治疗、缓解、康复、治愈和获得更长寿命来分配资源，确保医疗资源分配的公平性和合理性。护理人员从服务上直接肩负兑现医疗护理各项工作的公正责任，所以要培养护理人员公正素质、道德修养、做人原则，纠正医疗护理工作中不公平现象，确保公正在医疗护理工作中得到充分体现和使用。

案例 4

接诊室同时来了三位急诊患者，医生说需要手术，护理人员正按接诊程序给患者做术前准备，但联系手术室后，被告知只能接收两位患者手术。

【思考】

剩下的这位患者怎么办？护理人员遇到了什么伦理学问题？请你试着制定出护理人员的解决方法。

(四) 行善原则

1. 行善原则(有利原则)的含义

行善原则(the principle of benefivence)是护理伦理中最基本的道德原则，它要求医生护理人员在行医过程中对患者直接或间接地履行仁慈、善良或有利的行为。要积极、努力、实施行善，做善事，做好事，制止抵制坏事，做有道德、有良心、有责任心的护理人员。

行善原则是医疗护理实践中的一项基本原则，它要求医护人员为了患者的利益，履行仁慈、善良的道德行为。在医护领域中，行善是一项职业传统和责任。医学之父希波克拉底对医生的道德告诫主要是“做对患者有益，或者至少不做对患者有害的事”。医疗护理行善在中西方传统的医疗实践中为医护人员所共同遵循，其原则是医学界最终的追求，是社会对医学领域最高、普遍、根本的道德要求。

2. 行善原则在护理工作中的应用

从古至今，人们一直将医生、护理人员的医护行为当成是一种行善行为。在人们发生疾患和病痛时，第一时间想到的是医生和护理人员，只有医护人员能够挽救他们的生命。

希波克拉底誓言和《日内瓦宣言》都包含着对医护人员“行善”的内涵。随着医学事业的不断发展和护理伦理学的不断补充，行善原则已不再是照顾患者的简单行医要求，而是一种责任和义务，是医护人员应履行的道德原则。它要求护理人员有责任为患者的幸福而努力，尽力防御和抵制有害的情况发生，去做或促成对患者有益的事，护理人员应该认真、负责、全面照顾患者的健康，减轻患者的疼痛和痛苦以延长患者的生命。

第二节　护理伦理的基本规范

一、护理伦理规范的实质

规范是指约定俗成或明文规定的标准或准则。护理伦理规范是指在护理道德基本原则指导下，用来协调医疗护理工作中护理人员与患者、护理人员与医务人员、护理人员与社会之间的关系，评价护理行为应遵循的行为准则和具体要求也是培养医护人员道德品质的具体标准。

护理伦理的基本规范是护理伦理学体系的重要组成部分，是道德规范的基本形式。它是护理人员在医护实践活动中必须遵循的行为规范，是社会主义护理伦理基本原则的具体表现，也是社会对护理人员的基本要求和衡量准则。

二、护理伦理规范的基本内容

1. 热爱专业，忠于职守

热爱护理专业，忠于护理事业，树立职业的自豪感，是一名护理工作者应有的道德品质和职业素质。忠于职守是护理人员应有的敬业精神和职业操守。护理人员的鼻祖南丁格尔之所以成为全世界妇女和护理行业最敬仰的女神，与她热爱护理工作和对护理事业的执著追求、勇于奉献是分不开的。在全国抗击非典型性肺炎的战役中，我们的白衣战士冒着生命危险工作在抢救的第一线，为了救治感染患者，她们甘于奉献，忠于职守，不畏牺牲，甚至付出宝贵生命。如果没有白衣战士对护理事业的热爱，不可能有大无畏的献身精神，也难以在特殊的医疗战役中做出贡献。护理工作者要做到热爱专业，忠于职守，首先要树立职业自豪感和荣誉感，具备自尊、自爱、自重、自强的优秀品质，充分认识护理工作的重要意义。

护理事业是平凡而又崇高的事业，护理人员的岗位是用爱心与责任架起的生命线，是医院管理工作中的重要组成部分。在临床医疗护理工作中，护理人员承担着非常重要的工作任务，她们不仅要配合医生完成诊疗任务，还要完成与治疗密切相关的患者的日常护理、生活护理和心理护理。在医院里，对一位患者从入院到出院的各项处置中，每个环节都有护理人员的身影和工作过程。为此要求护理工作者不仅要有扎实的专业知识和操作技能，还要善于研究掌握患者的心理，通过恰当的交流方式给患者以安慰，营造舒适、愉快的治疗护理环境。可以说，患者的康复与护理工作者的辛苦劳动、甘于奉献是分不开的；医院医疗质量的高低也与护理工作者的道德素质、品德修养密切相关。护理工作平凡而伟大、高尚而光荣。

2. 努力钻研，精益求精

厚重的理论知识和熟练的专业技能是为患者提供最佳护理服务的首要条件。知识和技能只能依靠努力钻研的进取精神和精益求精的科学态度才能习得。

随着医学科学的不断发展，医学、护理模式也随之转变。护理学的研究领域逐渐扩大，护理工作的内涵逐步加深。这对护理人员的学历层次、知识储备、工作技巧提出了更高的标准，为此现代护理工作者不仅要热爱护理事业，还要有厚重的文化基础、扎实的专业知识和熟练的操作技能，具备护理心理、护理伦理、医学美学和医学社会学等人文社会科学的知识，才能做好护理工作。它要求护理人员充分发挥科学求真务实精神、进取精神、创新精神，学会学好学透专业知识，做好做实做精本职工作。

案例 5

1998 年，北京某医院某眼科医生为第二天的角膜移植手术做准备时，发现储存的角膜已坏死，于是到太平间从一具女尸眼部取出眼球，换上义眼。这位医生用取出的角膜为一位被烧碱烫伤眼部的患者做了移植，后又为一个老大娘做了移植，使他们恢复了视力，但是家属在给死者美容时发现眼睛受损，报案索赔 50 万元，控告该医生犯了《中华人民共和国刑法》302 条“盗窃、侮辱尸体罪。”

【思考】

1. 医务人员的护理伦理基本范畴是如何执行的？
2. 医生在患者家属不知情的前提下，可否做出决定？

3. 平等待患，一视同仁

平等待患、一视同仁，是医护人员在医疗活动中处理医护患关系问题必须遵守的道德准则之一。这一准则要求医护人员既时刻把患者的痛苦和安危放在心上，还要平等对待每一位患者，无论任何情况、任何时候，都不能侮辱患者，不能损害患者的名誉与声誉，更不能乘患者病情危重时做出不道德的行为。一视同仁要求无论患者贵贱贫富、远近亲疏、容貌美丑都要一视同仁、以诚相待，把患者当做自己的朋友、亲人、同志，以深切的同情心和高度的责任感为患者服务。

4. 态度和蔼，语言文明

在医疗护理工作中，护理人员与患者接触最多，一言一行，一举一动都会对患者产生影响。因此，护理人员在诊疗服务中，应做到态度和蔼、语言文明、举止得体，以体现对患者与家属的同情、关怀和帮助。俗话说“良言一句三冬暖，恶语伤人六月寒”。语言是心灵的窗户，护理人员在诊治工作中，应十分注意与患者、家属的语言交流，注意自己的态度和表情，根据患者病情和心理状况选择恰当的语言方式沟通。在使用医学术语时，护理人员要做好解释工作。避免简单、生硬、刺激性的言语，禁忌使用违反道德的粗俗语言。还应真诚、耐心听取患者讲述，认真、细致地解释护理方案和各种相关的护理与治疗事项，尤其对残疾患者和危重患者、老人及儿童，更要注意语言技巧，更应给予态度、表情、肢体等非语言的安慰和鼓励，以缓解患者的思想顾虑或恐惧心理，使患者接受现状，稳定情绪，减轻痛苦，增强信心，促进患者尽快恢复健康。在与患者交往中，护理人员要举止大方，服饰整洁，仪表端庄，姿态稳重，精神饱满，步履轻盈，动作轻柔，使患者在与病魔的抗争中感受到护理工作的崇高与伟大，感受到护理人员的职业素质和文明修养，给患者留下温和愉快，热情友好、易于沟通的良好印象。

5. 诚实守信，保守医密

诚实守信既是中华民族的传统美德，也是医护人员应遵守的重要伦理原则。孔子曾强调做人要“敬事而信”、“人而无信，不知其可也”、“人无忠信，不可立于世”。作为一名医护人员，只有以诚信对待患者，忠于医学护理事业，才能成为一名合格的白衣战士。而弘扬和践行诚实守信准则，就必须同弄虚作假、背信弃义、欺诈哄骗的违法医风作斗争。

保守医密，即保守医疗护理秘密，是指医护人员要保守患者的相关医疗机密，不能随意泄露患者隐私和病情。这是古老的医德原则，也是医护人员必须遵守的伦理原则。希波克拉底说过“凡我所见所闻，无论有无职业关系，我认为应守秘密者，我愿保守秘密。”1999 年 5 月发表的《中华人民共和国执业医师法》也明确规定“关心、爱护、尊重患者，保护患者的隐私”。

诚实守信、保守医密是建立医患、护患关系的必要条件，也是实现患者知情同意、选择最佳医治决策、治疗疾病、配合医疗工作的有效保障，它承载着患者与医护人员的信任与责任，更诠释着对患者生命的尊重和珍惜。

6. 相互尊重，团结协作

护理工作的广泛性体现在护理人员与医院各部门之间的密切联系，要完成好各项医疗护理任务就必须处理好与各科室的关系，要有协作精神，有团结意识，顾全大局，以患者的利益为重，在相互尊重的前提下，互相支持，互相学习，取长补短，密切协作，共同提高。从而使患者得到优质的治疗，达到最佳的护理效果。对其他部门在工作中出现的医疗差错，应及时提醒、协助纠正，杜绝推诿。要正确对待名誉与荣誉，敢于承担责任，有团队精神。年长的护理工作者要关心爱护青年护理人员，年轻人要尊重老前辈，只有全体医护人员的尊重、团结、合作，才能发挥团队作用，保证医疗护理质量的不断提高。

7. 遵纪守法，廉洁行医

遵纪守法、廉洁行医不仅是一种美好的社会公德，也是医护人员全心全意为患者解除病痛、传承祖国传统医德的重要标志。唐代名医孙思邈说“凡大医治病，必当安神定志，无欲无求。”他强调，“医人不得恃己所长，专心经略财物。”在经济迅猛发展的今天，我们医护人员要践行老一辈的倡导，体现白衣战士救死扶伤、治病救人的高尚思想境界，应以人民的利益为重，以国家的利益为重，自觉维护医疗护理事业的崇高声誉。公正、公平为患者服务，杜绝乘人之危向患者及家属索要好处，以医谋私的失德行为。提倡护理工作者在工作中做到奉公守法、优质服务、正直廉洁、大爱行医。

第三节　护理伦理的基本范畴

一、护理伦理基本范畴的实质

范畴是构成一门学科的基本概念，是人们在实践基础上对客观事物和现象的普遍本质的反映和概括。伦理范畴就是反映和概括伦理道德观念特征的基本概念。护理伦理范畴(ethical category of nursing)是伦理范畴在护理活动中的具体运用,是护理伦理现象的总结和概括,是指在护理实践中护理人员与他人、社会之间最本质、最重要、最普遍的伦理关系。护理伦理范畴是护理伦理道德体系中不可缺少的组成部分,它既受护理伦理基本原则和规范的制约,又是它们最好的补充,三者之间联系紧密。护理伦理道德体系好比一张网,其基本原则和规范好似网的纲和经纬线,而范畴就是网上的扭结。没有护理伦理范畴,其基本原则和规范就不能发挥各自的作用,也不可能转化为医护人员的道德行为。护理伦理的基本范畴有权利与义务,情感与良心,荣誉与幸福,审慎与保密等。

二、权利与义务

(一) 权利

权利是指公民或法人依法行使的权力和享受的利益,社会团体规定享受的利益和允许行使的权力。伦理学上的权利是指一定的道德体系所认可并由道德评价、舆论、习俗等特殊手段保障行使的权力。护理伦理的基本范畴中的权利包括两个方面的内容:一是患者的权利,即患者对医疗护理服务所享受的权力和利益。二是护理人员的权利,即护理人员在护理工作过程中应该享有的权力和利益。

1. 患者的主要权利

(1) 健康的医疗护理权利:健康权是指保护、恢复和增进患者健康利益。《中华人民共和国执业医师法》明确规定:"人民健康是神圣的,必须得到保护。"当患者因疾病或身体不适到医院诊治时,要求医护人员以最佳的服务赢得患者精神愉快,身心健康。

(2) 平等的医疗护理权利:人从出生到死亡一直享有平等的医疗护理权利。无论健康或疾病,患者享有的医疗护理权力和利益是同等的。医护工作者应该尊重和重视患者的权利,不能因为患者的职位、贫富、权势、亲疏关系等差别而影响医疗护理质量,护理人员应做到一视同仁,平等待患,自觉维护患者的权利。

(3) 获取实情的医疗护理权利:在医疗护理工作中,患者有权知晓自己的病情状况、医护方案、用药剂量,以及治疗中的相关信息和预期结果、预后身体情况、医疗开支等。医护人员应在保护患者利益和不影响治疗、护理方案的前提下,选择恰当的时机和方式告知患者实际病情状况。但要掌握以下原则:一是根据患者的病情状况和身体承受情况,选择恰当的告知方式,包括语言选用。二是根据患者性格、年龄、精神状况,选择适宜的解释方式,语言上要有技巧。三是告知患者有关病情信息时,要征得患者家属同意,医患双方可研究告知的内容与方法,避免发生不愉快的现象。

(4) 保护隐私的医疗护理权利:患者有权保护自己的病情资料、手术方案和预后的状况,医护人员未经患者同意不能任意将其姓名、病情状况和其他个人信息公开或泄露;医生和护理人员不能在医疗护理工作之外的环境中谈论患者的病情与诊治方案,或有意无意地泄露患者隐私,否则将会违反相关规定或触犯法律。

(5) 获得资料的医疗护理权利:患者有权知晓进入医院和出院后的相关资料,有权获得出院后持续性的医疗护理措施,医护人员应告知患者获取相关资料的手续和路径,如患者确要留取自己的住院信息,医护人员应耐心、细致做好引导,帮助患者完成获得资料的权利。

(6) 享有监督的医疗护理权利:患者既享有监督个人医疗护理是否实现的权利,又兼有监督医疗护理服务质量执行是否到位的权利。对于各种妨碍患者医疗护理权利实现的做法,患者有权直接或间接地提出批评意见,对不合理的医疗护理收费、随意推诿患者、不及时诊疗护理等现象,患者应及时予以反馈,以及时纠正违规行为。

(7) 获得赔偿的医疗护理权利:因医疗护理工作造成患者人身损害的各种事故或差错时,患者有通过医疗行政机构或法律程序获得赔偿的权利。

2. 护理人员的主要权利

(1) 对患者的护理权:护理人员有维护和保证患者医疗护理权利的实现和促进患者身心健康的权利。在诊疗护理过程中,护理人员为了达到全心全意为患者解除病痛的目的,可采取科学的方法对患者救治,不应受到外界干扰。患者或家属可以提出不同意见和建议,但不能影响医护人员正常的工作,更不能采用其他手段要求医护人员接受不合理要求。

(2) 对患者的隔离权:护理人员根据医嘱有权对某些处于传染期的患者和发作期的精神患者实行隔离,以免对他人、社会造成危害。但在执行医嘱时一定注意告知患者,得到患者和家属的同意和知晓,配合诊疗护理工作的完成。

(3) 对患者的干涉权:这是医护人员在工作中的特殊权利,是对特殊患者权利进行否定和限制的权利。在一般情况下,医护人员在诊治护理中应尊重、保护患者的权利,但在特殊情况下,可使用干涉权。一是对个别"拒绝治疗"者,如自杀未遂者拒绝抢救医治,这时医护人员可在家属、朋友同意后抢救处理。二是对个别患者"隐瞒病情"。如果将真情告诉患者会影响治疗过程和愈后效果并影响健康时,医护人员为了患者的利益不得不隐瞒真情,这种隐瞒实际上是对患者负责的表现。三是对个别患者"拒绝保密"。如患有某些传染病的患者要求医护人员为其隐瞒,医生和护理人员应婉言拒绝,并采取科学有效的措施,按《中华人民共和国传染病防治法》规定上报,防止传染病的传播。

(4) 个人有正当利益的权利:护理人员有获得与本专业对应的技术职务和职称的权利,有参加专业培训、长短期学习和进修,参加与专业有关的学术团体专业协会的权利,有对预防保健、环境保护、工作条件等方面提出建议和参与实施的权利等。

(二) 义务

义务是指个人对社会对他人应尽的道德责任。在伦理学中,义务是同责任、使命职责具有同等意义的概念。护理伦理范畴中的义务是指医护人员对患者、对社会必须履行救死扶伤的道德义务,对每个社会成员承担起治病救人的光荣使命。

1. 护理人员的道德义务

(1) 护理人员要在道德上承担起为患者身心健康提供各项帮助的义务，将救死扶伤、全心全意为人民身心健康服务作为最基本的道德义务来履行。任何情况下，医护人员都应当把患者的健康和利益放在首位，热爱事业，忠于职守，认真履行医护人员的道德责任，在患者呼唤时给予及时救治，承担起治病救人的天职。

(2) 护理人员有责任有义务尊重患者的生命、人格、尊严、宗教信仰及风俗习惯，对特殊患者的性格及要求要理解并给予尊重，使患者在内心排除顾虑，为诊治护理提供有利条件。

(3) 护理人员之间要建立良好的道德义务观：为完成各项纷繁复杂的护理工作，护理人员要相互合作、互相关心，要尊重与理解，有大局意识、团队精神，有批评与自我批评的勇气，有开拓向上的创新精神，为创造和谐美好护理环境，为更多的患者带来健康而共同努力和奋斗。

(4) 护理人员对社会的道德义务：护理人员有责任有义务为促进健康、预防疾病、减轻痛苦、予人幸福做贡献，因此应支持和参与社会上各种促进人们健康的活动，积极倡导大众的健康活动。鼓励患者健康运动，增强体质，从医务人员的角度呼唤人们珍惜生命、健康生活、快乐工作。

(5) 护理人员对公共卫生事业的道德义务：护理人员要积极参加公共卫生应急事件的救治和救护工作，有义务做好公共卫生预防、疾病防控、传染病救治等应急工作，在发生自然灾害、公共卫生事件时，医护人员要服从命令，义无反顾地执行国家指令，踊跃参加救护医疗队。

2. 患者的道德义务

(1) 真实提供病情：患者就医后应准确、系统、真实提供自己的病情信息，即便是隐私也有义务如实说出，帮助医护人员尽快掌握病情，分析病因，做出正确诊断。

(2) 遵守医院制度：患者在住院期间，要认真执行医院各项规章制度，按要求做好各项准备工作，在医生和护理人员的指导下接受诊治，配合治疗，有义务完成住院期间应履行的各项职责和任务。

(3) 支付医疗费用：患者在接受诊治期间，要按国家规定自觉缴纳医疗费。

(4) 尊重医护人员：患者有义务、有责任尊重医生和护理人员的人格与劳动，在治疗期间如有纠纷要通过相关部门解决，不得损害医务人员的人格和尊严。

三、情感与良心

(一) 情感

情感是人们内心世界的一种自然流露，是对客观事物和周围环境的感觉反映和态度体验。通过喜、怒、哀、乐、悲、恐、惊的形式表达对某种事物或行为肯定或否定的态度。护理道德情感是指护理人员对医疗护理领域中各种道德现象的内心体验和态度表现，是在长期的护理实践中，逐步总结不断积累而形成的。护理道德情感作为一种高尚、纯洁、理智的情感，是建立在对护理事业的忠诚、对患者生命价值的尊重、对社会和集体的责任基础之上的。

1. 情感的主要内容

(1) 同情感:这是每个医护人员应具有的最基本的职业道德情感。这种情感要求护理人员对患者的病痛要有深切的同情心,对他们在精神和机体上所承受的痛苦要有同情心和共鸣,在患者出现危机情况时,能竭尽全力为患者排尿、排便、做人工呼吸,清除呕吐物,并把他们的病痛和疾苦视为自己的病痛和困难,热情周到、耐心细致地做好各项护理工作,挽救患者的生命,这是一种高尚的同情情感。

(2) 责任感:护理人员把恢复患者健康、挽救患者生命看作自己崇高的神圣职责。这种情感是同情感的升华,在道德情感中起主导作用。这种责任情感要求护理人员对患者的生命、健康和安危具有高度负责精神,要把患者的生命和健康放在首位,恪尽职守。在人们需要的时候,白衣战士应勇往直前,不计报酬、日夜奋战甚至献出生命。在2003年抗击非典疫情的战斗中,以叶欣烈士为代表的白衣战士就是以护理的道德责任感践行着医护人员的责任,他们的崇高人格和业绩得到全社会爱戴和尊敬。

(3) 事业感:这是同情感和责任感的升华,也是护理人员最高层次的道德情感,这种情感要求护理人员具有崇高的事业心,热爱医学和护理工作。把履行职责与护理事业的发展、人类的健康、和谐的社会紧密联系起来,更具有刻苦钻研、勇于探索、求真务实的精神,对自己的事业和理想有强烈的自豪感和荣誉感。

(4) 理智感:这种情感要求护理人员热爱护理事业和尊重患者要有科学理性的态度。医护人员在医疗护理工作中,应根据医学科学满足患者及其家属的要求,对他们提出的一些欠妥建议或理由,应理智地给予解释,科学作出回应,没有理智的情感和没有情感的理智都不能很好地履行医护道德责任。

2. 情感对护理工作的作用

(1) 有利于患者早日恢复健康:护理人员满腔热情、体贴入微的形象以及充满同情感的语言行为,不仅能使患者得到精神和心理上的满足,尽快消除疾病带来的焦虑、恐惧和不安等,而且也能增加对医护人员的信赖和战胜疾病的勇气和信心,还可提高患者机体的抗病能力,提高治疗效果,对患者早日恢复健康起到积极的促进作用。

(2) 有利于护理人员自身素质提高:良好高尚的事业感和责任感对护理人员的道德行为、工作作风、探索精神有积极的促进和推动作用,激励护理人员更加努力学习,不断探索新领域、新知识,为自身素质提高打下坚实基础。

(3) 有利于促进护理事业的快速发展:强烈的责任感和事业心是激励护理人员投身护理科研和实践的动力源泉,在前辈的带领下,在护理同仁的共同努力下,护理科研和护理事业日新月异快速发展不断创新,为人类的健康事业创造辉煌。

(二) 良心

1. 良心的含义

良心(conscience)是人们在履行对他人、对社会的义务过程中的内心感受,对自己行为应负的道德责任和行为的自我意识和自我评价，是人性的仁慈、善良的心理反映，对人的行为和内心具有重要的自我调控作用，是道德观念、道德原则、道德情感和道德责任在个人意识中的统一。良心作为一种自我评价的能力，是个人对其行为应负有的道德义务、责任的认识过程，是道德情感的深化。良心一旦形成，就具有稳定性、自觉性和内在性的特点，不易受外界的压力、引诱、干涉影响而改变。护理人员的道德良心实质就是自律，它使护理原则和规范的外在要求内化为护理人员内心深处的自我意识，形成稳定的道德信念和道德情感，转化成医护人员对事业的追求、对患者的热爱和对社会的责任。

2. 良心的作用

（1）在护理行为之前的自我选择作用：即人们在选择和认定自我行为时，受良心的指导。良心以个人的感受形式表现，对自我行为动机进行检查和认真思考，对符合道德原则的行为予以肯定、不符合道德原则的予以否定，从而作出正确的选择。可见，良心是护理工作者行为的内在约束力。

（2）在护理行为之中的自我监督作用：在医疗护理过程中，良心时刻监督医护人员的行为举止，对符合道德原则、规范的情感、行为给予内心的支持和肯定，相反对不良行为给予纠正和制止。医护人员应通过良心自我监督、自我调控、自我选择，不做任何损伤患者健康利益的事情，对违反道德良心的情感、私欲或行为，一经“良心发现”，应主动纠错改正，避免良心的谴责。

（3）在护理行为之后的自我评价作用：良心能使护理人员自觉对自己的行为后果做出肯定或否定的评价。当自己的行为给患者带来健康和幸福时，内心就会感到满足和安慰，燃起兴奋和喜悦的回味。相反，当医护人员给患者带来痛苦和不幸时，则会受到良心的责备，感到内疚、惭愧和不安，医护人员在良心的自我评价中要不断纠正自己的不良行为。提醒、提示自己的医疗行为，认真做好工作，用良心的自我评价纠正违规行为，帮助医护人员提高自身道德素质和医疗护理水平。

四、荣誉与幸福

（一）荣誉

1. 荣誉的含义

荣誉是指人们履行了社会责任，对社会做出一定贡献之后，得到社会的褒奖和赞许，是人们对道德行为社会价值的主观认同，是激励人们自觉为他人尽义务、为社会做贡献的精神力量。

护理人员的荣誉是指以患者健康利益为中心、竭尽全力拯救患者生命、认真履行自己的职业责任并贡献个人的全部智慧和精力，从而得到社会的公认和赞扬，以及个人得到内心满足和欣慰。只有社会公认的荣誉才是荣誉的客观基础，没有得到社会公认的荣誉和赞扬不可能获得真正的荣誉。

2. 正确处理荣誉中的矛盾关系

（1）荣誉与事业的关系：护理人员勤奋工作、努力奉献的目的是保障和维护患者的身心健康，促进人们快乐和幸福，而不是为了获取个人的名利和荣誉。荣誉只是对医护人员辛勤劳动做出贡献的一种褒奖，不是医疗护理工作的最终目标，护理人员应把社会和患者给予的赞扬和荣誉当作工作进步的动力，不应该把荣誉当成谋取个人物质利益和名誉的手段。

(2) 个人与集体荣誉的关系：个人荣誉与集体荣誉是相互依存的，离开了社会的进步、经济的发展、集体的力量，就不可能有个人的荣誉和地位。个人的荣誉也包含着集体的智慧和群体的支持，是同仁和团队力量的结晶。同样，医学事业的发展和集体荣誉的获得，也是由众多医护人员的不懈努力和拼搏而取得的。每个有事业心道德感的医护人员都应该把个人荣誉归于团队和集体，并把个人的荣誉看成同仁和团队对自己的鼓励和最高要求。医护人员只有正确理解和领会荣誉的含义，才能做好工作，发挥潜能。

(3) 荣誉感与虚荣心的关系：荣誉感是以集体主义为基础，由知耻心、自尊心、进取心和竞争意识而组成，表现为对远大理想、自我追求的价值肯定和正确认识。虚荣心则是以个人主义为基础，把追求名誉和地位作为个人奋斗的最高目标，表现为虚伪、浮夸和高傲自大，常常弄虚作假，投机取巧，为虚荣而求荣誉。医护人员要提倡荣誉观，要为国家、集体争得荣誉，抵制克服虚荣心，让荣誉观成为广大护理人员的精神动力。

3. 荣誉对护理人员的作用

(1) 激励作用：当医护人员为人类健康和幸福尽最大的义务之后而得到荣誉时，这种荣誉反过来又会激励医护人员进步，成为精神上的动力。荣获荣誉和赞扬、避免耻辱和毁誉是人们的共同理想和愿望。每个医护工作者只有牢固树立正确的荣誉观，才能把履行道德原则、规范变成内心信念，才能将这种信念自觉转化为道德行为，转变成精神力量，激励向前。

(2) 评价作用：荣誉与良心同样起着评价的作用。医护人员关注荣誉、避免耻辱，实质上是关心社会对个人和团队的工作评价。社会舆论对医护行为的评价是一种无形的宣传力量，从社会评价中得到公认和赞扬，可以促使医护人员更加努力向上、刻苦钻研、开拓进取、保持荣誉，为人们的身心健康服务。

(二) 幸福

1. 幸福的含义

幸福是指人们在物质生活与精神生活中，由于感受和理解到目标、理想的实现而得到的精神上的满足。幸福是高层次的道德范畴，它与人们的价值观、个人追求、理想信念密切相关。

护理人员的幸福观是指在为患者救治和健康服务中，以自己的知识和技能、辛勤的工作和汗水，实现自己热爱的护理事业，并通过个人、集体的努力实现人生价值而感到精神上的满足和愉悦。

2. 幸福的内容

(1) 物质生活与精神上的统一：精神上的满足应高于物质生活的优越，只有用健康快乐的精神世界去指导和引领物质生活，才能真正感受到人生的价值和生存意义，医护人员的幸福不仅包括物质生活条件的改善和各项待遇的提高，而且包含精神世界的充实。他们的精神世界是建立在为患者解除病痛、尽快恢复健康这一平凡而崇高的实际工作中，以辛勤的劳动和智慧，换来患者最大的健康和快乐，这种精神上的愉悦和幸福是高尚的。

(2) 个人与团队幸福的统一：团队的幸福快乐是个人幸福的基础，离开了国家的昌盛与强大，离开了团队的力量和智慧，个人的幸福与快乐无从谈起。个人幸福标志团队的和谐与进步，体现人与人之间和谐融洽的关系和每位成员的幸福指数，当个人幸福与团队幸福发生矛盾时，要自觉服从集体利益，当个人幸福与他人幸福发生冲突时，要乐于助人。所以个人与团队的幸福是统一和相辅相成的有机体。

(3) 创造与享受幸福的统一：劳动创造了人类，劳动创造了幸福。医护人员在与病魔的抗争中，为患者创造着奇迹、书写着辉煌，挥洒汗水的同时用知识和科学给患者带来健康和美好，给自己送来幸福和快乐。这是创造和享受的统一，是奋斗和幸福的写照。

五、审慎与保密

(一) 审慎

1. 审慎的含义

审慎即周密谨慎，指人们在行为之前的周密思考与行为过程中的小心谨慎。审慎是一种道德作风，是良心的外在表现。护理人员的审慎，既是内心信念和良心的外在表现，也是护理人员的道德要求，更是护理人员对患者和社会高度负责的精神和严谨的科学作风，是每位护理人员应该具备的道德修养，这种科学作风体现在护理人员为患者的服务与诊治中。

2. 审慎的内容

(1) 工作的环节要审慎：护理工作纷繁而复杂，工作环节精细、科学。护理人员在工作的各个环节要做到周密细心、认真负责、严谨有序。每项操作要严格查对，认真核实。严格遵守各项规章制度和操作规程，创造良好的工作环境，避免出现护理差错和医疗纠纷。

(2) 工作中语言要审慎：护理人员与患者的交流主要是语言，语言能治病也能致命。亲切、悦耳的语言有保护安慰性作用；刺激性语言可加重病情，甚至危及生命。因此，护理人员在工作中要注意语言表达方式，要谨慎、准确使用语言，根据患者病情状况灵活掌握语言的技巧和方法。

3. 审慎的作用

(1) 审慎有助于提高护理质量：保障患者身心健康和生命安全。它是护理人员提倡的一种科学的作风和道德修养。护理人员应坚守审慎原则，不断提高业务水平和工作质量，避免由于疏忽、草率、马虎大意造成的护理差错和医疗事故，保障患者身心健康和生命安全。

（2）审慎有助于自身素质的提高：护理工作中无人监管的操作较多，需要护理人员在工作实践中不断磨炼、培养和经受考验，养成一丝不苟、周密谨慎、自律的道德品质，逐步达到慎独的境界，自觉肩负起救死扶伤的光荣使命。

（二）保密

1. 保密的含义

保密就是保守机密和隐私，不对外泄露和传播。护理道德中的保密是护理伦理学中特有的道德范畴，受到各国护理界和护患双方的高度重视，希波克拉底告诫医者“凡我执业或社交，所见所闻，不当泄露者我将永守秘密。”护理道德保密，是护理人员在护理过程中要保守患者的秘密和隐私、不得泄露和传播患者的医疗护理秘密。这是护理工作的特殊要求，也是医护人员应承担的道德责任。

2. 保密的内容

（1）为患者保密：护理人员对患者的医疗护理信息和资料要认真保管和封存，无权泄露有关患者的疾病、隐私及家庭生活状况，这是医护人员起码的道德品质，也是保护患者个人利益和安全的必要措施，如果护理人员随意泄露患者的秘密和隐私，不仅违背道德原则，也是一种侵权行为，其行为要负法律责任。

（2）对患者保密：在特定条件下，护理人员可采取对患者危重病情保密的做法，这主要是从患者的健康和利益出发而采取的暂时隐瞒的做法。但医护工作者必须对家属和相关人员如实讲明病情，避免纠纷发生。

（3）保守医疗科研秘密：医护人员有责任和义务保守医疗护理工作中的科研秘密，应从国家和社会的整体角度、社会公益的角度出发，按照国家规定和要求严守医疗护理机密，避免给国家、社会、人民群众造成不应有的损害。

3. 保密的作用

（1）信誉作用：护理人员履行保密义务是促进护患关系的有效手段，这不仅体现了对患者的尊重，也得到了患者家属和相关人员的信任，有利于家庭和谐和社会稳定。

（2）缓解作用：保密可以避免患者受到恶性刺激，缓解患者紧张情绪，缓解精神压力，给患者时间，增强自信心、增强战胜疾病的勇气，尽快恢复健康。

（3）职业要求：医疗护理职业是面对生命的高尚的神圣事业，医护人员决不能辜负患者、社会及广大民众对医生和护理人员的信任，要严守职业秘密，坚守职业责任，为崇高的事业而奋斗。

小 结

- 护理伦理原则、规范和范畴
  - 护理伦理的基本原则
    - 护理伦理基本原则的实质
    - 护理伦理基本原则的内容
      - 防病治病救死扶伤
      - 实行社会主义人道主义
      - 全心全意为人民身心健康服务
    - 护理职业中的伦理原则
      - 自主原则
      - 不伤害原则
      - 公正原则
      - 行善原则
  - 护理伦理的基本规范
    - 护理伦理规范的实质
    - 护理伦理规范的基本内容
      - 热爱专业，忠于职守
      - 努力钻研，精益求精
      - 平等待患，一视同仁
      - 态度和蔼，语言文明
      - 诚实守信，保守医密
      - 相互尊重，团结协作
      - 遵纪守法，廉洁行医
  - 护理伦理的基本范畴
    - 护理伦理基本范畴的实质
    - 权利与义务
    - 情感与良心
    - 荣誉与幸福
    - 审慎与保密

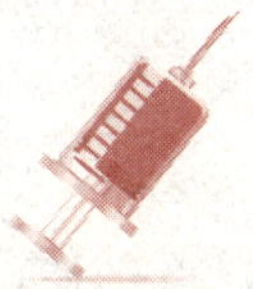

思考题

1. 你是怎样理解护理伦理基本原则的？
2. 自主原则、不伤害原则、公正原则、行善原则的含义及其作用？
3. 护理伦理中基本规范的内容和作用包括哪些？

4. 护理伦理中基本范畴的概念和内容有哪些?
5. 简述权利与义务、情感与良心、荣誉与幸福、审慎与保密的内容和作用?
6. 病例分析:2008 年潘女士在某医院剖宫产下一个男婴,时隔不久,潘女士发现自己的腹部隐隐作痛,这一痛就是 3 年,后经医院检查,怀疑是子宫肌瘤。2011 年初,潘女士到医院行切除手术,然而,当医生手术时惊讶地发现让潘女士疼痛 3 年的并不是子宫肌瘤,而是已经快腐烂的医用纱布。

请问:(1) 医护人员违反了什么道德原则?

(2) 请用护理伦理基本范畴相关内容分析此案例。

7. 病例分析:患者,男性,65 岁,因患肾上腺肿瘤住院,拟行手术治疗。其子女在外地工作。术前医生与患者妻子谈话,家属须在手术同意书签字。患者妻子听医生说手术可能会出现出血、麻醉意外等危险后,表示要等待子女的意见。在等待的过程中,患者突发高血压危象,抢救无效死亡。

请问:(1) 医务人员的伦理责任是什么?

(2) 医生和护理人员是否应对此患者的死亡负责?

(3) 医护人员怎样做有利于患者?

(李　玲)

第三章　基础护理和系统化整体护理伦理

学习目标

1. 掌握基础护理、系统化整体护理的伦理规范。
2. 熟悉基础护理、系统化整体护理的含义、特点和意义。
3. 能够正确阐述基础护理、系统化整体护理工作对护理人员提出的素质要求。

案例 1

某患儿麻痹性肠梗阻，不能进食，护理人员为他插入鼻饲管，并给予输液支持治疗。医生查房后，根据患儿病情下达了口头医嘱："等患儿有尿后，将 10 ml 氯化钾推入鼻饲管内"。待患儿有尿液排出后，护理人员执行医嘱时没有再次核实，直接将 10%氯化钾 10 ml 注入输液器滴壶内。由于短时间内输入的钾离子浓度过高，致使患儿心脏骤停，抢救无效死亡。

【思考】

1. 此医疗事故中，护理人员违反了哪些伦理规范？
2. 如果你是该护理人员，你会怎么做？
3. 此案例给你的启发是什么？

第一节　基础护理伦理

基础护理在护理工作中发挥着举足轻重的作用，是评价护理工作质量的重要指标。而护理工作质量的评价，除了与护理人员的专业知识和基本技能密切相关外，还与护理人员的伦理道德密不可分。基础护理伦理是护理人员在护理工作中应遵循的职业规范和道德准则，它贯穿于基础护理工作的全过程。护理人员应在工作中不断地提升护理伦理修养，使其成为做好护理工作的内在驱动力。

一、基础护理的含义、特点和意义

（一）基础护理的含义

基础护理是护理工作的重要组成部分，护理人员运用护理基本理论和技能，满足护理对象生理、心理及社会各方面的健康需求。基础护理包括基础生活护理、基本诊疗护理、护理资料收集和社会支持性服务。它是以患者为中心，通过观察和监测患者在生理功能和心理状态等方面的异常变化，运用护理的基本理论和基本技术，满足患者的基本生活需要、治疗需要和心理需要；通过临床护理工作中的细致观察，为疾病的诊断和治疗提供病情的动态信息，配合并参与治疗、检查；采取积极的护理措施，使患者处于最佳的身心状态，促进患者恢复健康。

基础护理的主要内容有保持患者整洁、安全和舒适，心理护理，膳食护理，排泄护理，观察病情，实施基本护理技能操作，健康教育，临终关怀及医疗文件的记录书写等。

（二）基础护理的特点

1. 连续性和时序性

患者的病情可能随时变化，这就决定了护理工作的特殊性，即基础护理工作需要昼夜 24 小时连续进行。护理人员通过口头交接班、床旁交接班及交班记录换班而不停岗，时刻不离患者。护理人员通过对患者连续观察和了解，掌握患者的病情及心理的动态变化，从而有针对性地采取护理措施，向医生提供相关的医疗信息，以便对患者作出及时的处理与抢救。

基础护理工作是每天例行的常规工作，在时间上有具体规定，有着明显的时序性。各项工作的顺序从患者的健康角度出发、有着科学的依据，如先为患者进行口腔护理，再协助患者进餐；先进行伤口、引流管的护理，再进行静脉输液等。从全病房的工作来看也有一定的顺序，比如卫生员的清扫工作要在晨间护理以前完成，而医生查房与各种无菌操作，要安排在晨间护理以后，这样既可以使病房的工作有条不紊，又可以保证患者的生命安全，避免发生感染。

2. 整体性和协调性

基础护理是整体医疗工作的一部分，护理人员在为患者提供良好的医疗、护理环境的同时，还承担着为基本治疗工作提供必要物质条件和技术支持的任务。如医生下达的医嘱，大部分由护理人员执行完成；科室的医疗用品，包括医生需要的器械、设备都由护理人员支领、保管。医护之间必须相互配合，协调一致，才能完成医疗任务，这是医护人员之间整体、协调的表现。

另外，病房的日常事务、行政管理主要由各级护理人员负责，护理人员之间也需要协调合作才能将科室的管理优质化。护理人员与患者之间、护理人员与医技科室人员之间也都有频繁而直接的接触，因此，为顺利完成对患者的护理任务，医生与护理人员之间、护理人员与其他科室工作人员之间，应相互配合，协调一致，这也是提高护理质量的必要条件。在基础护理工作中，医护是一个整体，病房是患者住院接受治疗和医护人员开展诊治、护理活动的场所，基础护理不仅为患者提供便于治疗、休养的环境，而且还为医生提供诊治所必需的物质条件和技术协助，护理人员必须有整体观并担负起协调的责任，才能提高工作效率，为患者提供优质、完善的服务。

3. 常规性和特殊性

护理人员的服务对象是人，护理工作所面对患者的疾病类型、严重程度、心理反应虽不相同，但所提供的基本护理服务内容是一致的，即为患者营造安全、舒适的治疗环境，开展基础日常生活护理，根据医嘱实施治疗，并不同程度的实施心理护理等，所以说护理服务的内容具有常规性。

在患病的过程中，由于不同致病因素和疾病本身的特性，患者的肢体功能活动、机体新陈代谢、身体形态结构等方面发生的变化也不同，每一位患者又有各自不同的心理反应，对护理服务的需求也不相同，如患者的睡眠、饮食、排泄、活动及对病室的温度、光线、声音、安全防护等，总会有需求差异。护理人员要通过细致入微的观察，根据每一位患者的病情和身体状况，提供个性化护理服务，满足患者的健康需求。而护理人员为患者提供的个性化护理服务体现了护理工作的特殊性。

4. 科学性和服务性

基础护理以医学科学的理论为依据，护理人员应科学地采取相应的护理措施才能满足患者的需要。各项基础护理工作既平凡、琐碎，又以科学的理论基础为依据，在工作过程中，护理人员必须运用所学的医学理论知识精心护理患者，向患者和家属宣传科学的认识疾病、治疗疾病的方法，使患者能够客观、理性对待自身疾病，护患共同促进健康的发展。

基础护理工作的服务范围很广，护理人员既要开展一般性护理操作，如测量生命体征、实施各种注射术、导尿、灌肠；又要开展生活护理服务，如晨晚间护理、床单位整理、口腔护理，以及病房日常管理、病室物理环境的调节等。这些工作都带有很强的服务性质，护理工作者应为患者积极主动地提供服务。

（三）基础护理的意义

1. 实现救死扶伤的重要途径

基础护理是各专科护理的基础，是运用护理学基本理论、基础知识和基本技术满足患者基本需要的基础工作。根据病情需要，护理人员为住院患者提供的病情观察、诊疗操作、饮食护理、排泄护理、心理护理、健康教育及临终关怀等服务，都属于基础护理的范畴，这也是促进患者健康最基本的方法。在突发性灾害的救灾现场，也需要护理人员运用基础护理的知识和技术，采取有效的消毒隔离措施，防止疾病流行，解除伤员的痛苦，挽救患者生命。随着社区护理的发展，更多的护理人员将基础护理的知识和技能通过健康宣教的方式教会更多的人，如血压测量、冷热疗法的使用等，促使健康理念从治疗疾病向维护健康迈进。

2. 体现护理职业道德的重要载体

基础护理工作内容庞杂，责任重大。对患者的细致观察，体贴关怀及心理护理，都难以用量化标准来评判，这就要求护理人员有高度的责任感，用高度负责的精神全心全意为护理对象的健康服务。另外，护理人员应具有慎独精神，护理工作常常是在患者及家属不知情或患者意识不清时独自工作，比如单独值夜班、无菌操作、抽吸药物、护理昏迷患者等，护理人员的工作往往是在没有任何人监督的情况下进行的，最能体现一个人的素质和道德水平。慎独不仅是护理职业道德修养的体现，也是护理职业道德修养的目标和标准，是护理人员必须具备的一种美德。护理质量的好坏，除了取决于护理人员的技术水平外，更重要的是职业道德。护理工作中的多数差错和事故，是由于护理人员对工作不负责、缺乏严谨认真的态度造成的。因此，优质的护理服务是良好职业道德的最好体现。

3. 架设护患沟通的坚实桥梁

护理工作离不开护患沟通，沟通可以协调护理人员与患者之间的关系，满足患者的心理需要，消除其孤独、焦虑之感。基础护理在护患交往过程中起到桥梁和纽带的作用，护理人员在观察病情时缜密、一丝不苟的态度，能够使患者产生安全感、信赖感；在生活护理中护理人员主动关心、照顾患者，能够消除其思想顾虑，使患者得到情感上的支持；在执行护理操作过程中，护理人员亲切、温暖的话语提示，能够减轻患者痛苦，缓解患者紧张情绪。在护患接触的每一分钟都在进行着沟通交流，这种沟通交流可以是语言上的，也可能是表情、肢体方面的，无论哪种沟通交流，护理人员稳重的举止、得体的言谈无时无刻不在影响患者的情绪和配合程度，使护患沟通更加顺畅、护患合作更加融洽。

二、基础护理的伦理规范

1. 热爱专业，献身本职工作

护理专业自从诞生的第一天开始，就以崇高的专业理念和专业精神及对人类健康事业所做出的卓越贡献赢得了社会的尊敬和支持。南丁格尔等一代又一代护理人将毕生精力和全部心血倾注在护理事业的建设中，护理人用博爱的精神、精湛的技术挽救了无数生命，她们被树立为职业的典范，成为整个社会学习的楷模，她们在履行本职工作、发扬专业精神的同时，也为护理事业蓬勃发展起到了不可估量的作用。护理前辈的事迹和精神揭示了热爱专业不仅是做好本职工作的需要，更是一种理想道德和精神境界的追求。因此，热爱专业就一定要认同专业的社会地位，如果不能对工作岗位的社会价值有充分的认识，不能充分体会护理专业的重大社会意义，就不会有尊重和忠实于本职工作的敬业精神。护理人员要热爱护理专业，具有献身精神，能够认识护理专业的重要性，只有思想上认可并热爱护理专业，才能将本职工作做好，才能做出突出的成绩。

另外，护理工作虽然平凡却是关系到患者生命安全的必要工作。热爱护理工作是忠诚护理事业这一崇高的护理道德信念转化为道德行为和习惯的具体体现，也是从事基础护理工作的基本道德要求。一方面，只有热爱护理工作，才能理解护理工作的价值和意义，才能懂得为谁工作、为什么工作和怎样工作，从而真正热爱和尊重护理对象，形成高尚的职业道德。另一方面，只有热爱护理工作，才能对做好护理工作产生认同，从而积极培养自己的良好品质，对工作认真负责，对技术精益求精，使之更好地满足患者的需要。

案例 2

患儿刘某需做扁桃体切除术，来到手术室前厅等候进入手术间，此时，另外一位患儿徐某需要做心脏手术，由其父亲用大衣裹着坐在前厅的一个角落里。手术室护理人员(巡回护理人员)因自行车出问题而迟到了,匆忙做好术前准备后,便去前厅接患者,这时正值患儿刘某站在办公室门口,该护理人员想当然地把刘某领进外科手术室;而另一名患儿徐某被误领入五官科手术室。这时候,主刀医生、麻醉医生和护理人员们都没有人发现患者错位。

就这样,该摘扁桃体的患儿刘某被切开了心脏,而应该进行心脏手术的患儿徐某却被切除了扁桃体。当两名患儿分别被送回病房3小时内,护理人员曾进行了7次护理,仍未发现躺在床上的患儿不是本病区的。

2. 杜绝差错,工作严谨负责

护理工作关系患者的生命安全和千万家庭的命运,因此,每名护理人员都应以严谨负责的态度为患者的健康、安全和生命保驾护航。基础护理的首要任务就是保障患者的生命安全,努力营造舒适的环境,做好安全防护,使患者身心不受到任何伤害。护理人员应运用专业知识及技巧,准确收集患者的资料,通过细致入微的观察,及时发现患者的病情变化,判断问题的轻重缓急并及时处理。护理实践中,必须严格按照操作规程规范操作,做到严格查对,严谨、审慎地对待每一项护理工作,一切草率行事、不遵守操作规程的行为都是缺乏道德责任的表现,是造成护理事故的直接根源。

另外,在一些情况下,患者因为缺乏相关医学知识,或出于便利的角度考虑,可能会向护理人员提出一些不合理要求,如私自注射青霉素、输入自带药物等。护理人员不应碍于情面或存有侥幸心理而屈从患者的要求,应坚持原则,向患者说明情况,解释劝阻,以免发生危险。总之,护理人员只有具备严谨的工作态度、过硬的护理技术、高度的责任心和以患者为中心的服务理念,才能在临床护理工作中最大限度地避免护理差错、护理事故发生。

3. 技术娴熟,重视知识更新

护理人员应具备规范、精确、娴熟的护理技能,规范的护理操作对护理安全起着保障作用。如在重症监护过程中,呼吸机的使用、心电监护、静脉通道建立、中心静脉压测定等,都需要护理人员操作熟练、准确、敏捷。具备了过硬的操作技能,不仅能顺利完成日常护理技术性工作,满足患者需要,而且可以有效降低护理风险,为患者提供安全的护理服务。

重视知识更新是护理人员对待本职工作的另一重要态度,没有精益求精的进取精神,就不能全心全意为患者服务。有人认为护理工作就是简单的打针发药,这种认识是错误的,护理人员应充分认识到护理学的产生和发展都有科学理论基础,日常护理工作也是在科学理论的指导下进行的,而理论是在不断更新和发展的,如显微外科、器官移植、危重症患者监护等,此外还有新专科的出现和康复医学的兴起。护理学内容和范围的不断扩大,要求护理人员的知识储备也应紧跟发展的步伐,随时补充新知识,学习新技能,适应现代护理工作的发展,胜任社会发展对护理人员提出的新要求,这也是护理人员对人类健康高度负责精神的体现。

4. 相互配合,具有团队意识

护理工作不是靠个人力量可以完成的,它需要护理人员相互配合、通力协作,如病房管理、交接班、血液制品的查对等，护理人员相互配合的默契程度也是工作能力的体现。

护理工作是以患者为中心展开的，为了使患者达到最佳的健康状态，护理人员也要与医生及其他医技科室人员团结合作。护理人员应尊重医生，在工作中与医生密切配合，主动、规范完成医嘱内容，遇到有分歧或有争议的问题，要以商讨的方式达成共识；护理人员与医技科室的工作人员接洽工作时应平等友善待人，学会有效沟通的技巧，保证护理工作顺利开展。另外，要加强与患者家属的联系和有效沟通，以取得患者家属的配合和支持，有利患者早日康复。

第二节　系统化整体护理伦理

一、系统化整体护理的含义、特点和意义

（一）系统化整体护理的含义

系统化整体护理是以患者为中心，以现代护理观为指导，以护理程序为基础，将护理临床业务和护理管理的各个环节系统化的护理工作模式。系统化整体护理的理论基础是健康观念的转变、疾病谱的变化和医学模式的转变。系统化整体护理的目标是根据人的生理、心理、社会、文化和精神等多方面的需求，提供适合护理对象的最佳护理。系统化整体护理蕴含了丰富的护理理念。

系统化整体护理是在责任制护理基础上进一步丰富和完善的护理工作方式。是以护理对象为中心，视护理对象为生物、心理、社会等多因素构成的开放性有机整体，根据护理对象的需求和特点，为护理对象提供生理、心理、社会等全面的帮助和照顾，以解决护理对象现存的或潜在的健康问题，达到恢复和增进健康目标的护理观和护理实践活动。系统化整体护理可以从两个方面来理解。

第一，护理对象整体性的理念。人是身心统一、内外协调、不断发展变化的独特的有机整体，包括生理、心理、精神、社会、文化等各个方面，任何一个方面的功能失调都会在一定程度上引起其他方面的功能变化，并对整体造成影响，因此，维持人体各方面功能的正常运转、促进人体整体功能的发挥，就要把人视为整体，这也是现代护理理论体系的核心。

第二，护理工作整体性的理念。系统化整体护理以护理程序为基础框架，并将护理程序系统化地应用到临床护理和护理管理中去。护理程序包括护理评估、护理诊断、护理计划、实施、评价五个步骤，各步骤既有顺序性，又相互影响。评估始终贯穿于护理工作的全过程；根据护理诊断制定出合理的护理计划，并形成具体的护理措施；评价是最终结果，指导护理计划在实施过程中调整，并影响下一阶段护理程序的制定。

（二）系统化整体护理的特点

1. 以人为中心的整体性

系统化整体护理以护理对象为中心，把护理对象看作一个整体，是生物、心理、社会的统一体。任何时候，在任何情况下，都应从护理对象的生理、心理、社会、文化等多个方面考虑其健康问题及制定护理措施，为护理对象提供科学、合理、连续的全方面护理

服务，努力解决护理对象的实际问题，满足护理对象的切实需要。同时，注重个体差别，根据护理对象的具体情况，制定个性化护理方案，解决和维护护理对象的健康问题。

案例 3

患者王某，女，38 岁，慢性肾衰竭后期(尿毒症)，经过一段时间的透析治疗效果不佳。患者属于自费医疗，家庭经济收入还算不错，有一个儿子正在读初中，夫妻感情较好，但其丈夫近日由于工作较忙，来医院陪伴的时间相对较少。一日，夜班护理人员小杨发现王女士没有像往常一样入睡，脸上有泪痕，似乎哭过。小杨通过细心观察和交谈，发现患者有厌世念头，但又顾及孩子和爱人，不忍离开人世，内心矛盾重重。护理人员小杨掌握了王女士的心理活动后，对她耐心疏导，并向她介绍透析疗法不但能够延长存活时间，也能够使生活质量有所保证，但这些治疗都需要一定的时间，并需要患者积极配合，如卧床休息、合理饮食等，而要保证治疗效果，充足的睡眠是很重要的。经过护理人员的解释和疏导，王女士的心理包袱放下了，心情也有所好转。小杨又找机会通知了家属，嘱其一定要抽时间多陪伴患者。

2. 促进健康的全面性

现代护理理念是通过护理措施促进护理对象的健康。健康不仅指生理方面，还包括心理、精神、社会等方面，并在相对稳定的状态下保持动态平衡。系统化整体护理以护理程序为基础，从收集资料入手，评估护理对象的健康状况，提出护理诊断，制定护理计划，付诸实施，最后进行护理效果评价，以最大限度地满足护理对象的需要，解决护理对象的健康问题，为护理对象提供全面、个性化的整体护理。

3. 工作方法的科学性

我国目前推行的系统化整体护理，其实质就是应用护理程序这一先进、科学的工作方法，从整体出发，全面了解护理对象的健康需求，以解决实际问题，为护理对象提供优质护理服务，保证护理质量。一些基本理论，如系统理论、需要理论、压力与适应理论、成长发展理论、沟通理论等，为护理理论提供了坚实的理论基础，使其不断发展、完善。这些护理相关理论又为护理程序提供了理论上的支持和解释，在护理程序实践过程中提供了工作方法和思维方法，发挥着独特的指导作用。护理程序的广泛应用，对实现护理工作的科学化、提高护理工作效率、完善护理人员的专业形象、推动护理学科的进步和发展起到了积极作用。

4. 工作模式的独立性

系统化整体护理体系主要包括护理程序在内的护理哲理、护理职责与行为评价、患者入院及住院评估、患者标准护理计划及标准护理教育计划、护理记录和护理品质保证等内容。这些内容都是以护理程序为框架，对患者的护理是连续系统的。运用护理程序的工作方法，打破了护理工作被动执行医嘱的工作局面，使护理人员从医生的助手转变为医生的合作伙伴。护理人员通过独立制定护理计划、完成护理措施、对护理效果进行评价，创造性思维得以显现，工作更具有独立性和创造性，也能够更好地行使护理人员的职责。在整体护理工作模式中，临床护理、护理管理、护理教育、护理科研及护理人员的人际交往整合于一体的护理思想，各个环节紧密联系，协调一致，使护理真正成为系统化、科学化的专业。

（三）系统化整体护理的意义

1. 对护理专业的意义

系统化整体护理是先进的护理理念，它的广泛应用引领中国护理专业走向国际化发展的道路。科学的工作方式使护理工作的范畴扩大化，即从病房向家庭和社区延伸，护理人员在工作中扮演着多重角色，如教育者、协调者等。在护理教育方面，它对教学改革具有指导性的意义，在课程组织、教学内容安排，教学方法运用等方面促使教学模式发生转变。在护理科研方面，它引导着科研的方向，把护理对象看作一个整体的人成为护理科研研究的重点和方向。系统化整体护理是护理学专业化的重要标志，真正体现了护理工作的科学性、专业性和独立性，促进了护理专业的全面发展。

2. 对护理人员的意义

系统化整体护理的实施使护理人员变被动工作为主动工作，使护理工作结束了多年来被动执行医嘱和常规操作的工作局面，工作内容由护理人员制定和负责，充分体现护理人员的角色与功能，提高护理人员自我价值感和工作成就感。在为护理对象提供个体性、整体性和持续性护理服务过程中，护理人员的专业理论知识和专业技能水平普遍有所提高，同时，系统化整体护理也有利于培养护理人员分析解决问题能力、主动学习能力、决策能力、协调能力及评判性思维能力等。

3. 对护理对象的意义

护理对象是系统化整体护理的核心，一切护理活动都是为了满足护理对象需求，达到恢复其健康或改善健康状态的目的。护理人员为护理对象建立护理病历、完成护理评估，其他工作人员可通过护理记录和护理计划清楚了解护理对象的健康问题和执行的措施，确保护理对象可以接受持续性护理服务。另外，护理人员通过系统收集、分析、组织资料，确定护理对象的健康问题，制定相应护理计划，对护理对象实施个体化护理。所以说，护理对象是系统化整体护理的直接受益者。

二、系统化整体护理的伦理规范

1. 具有整体护理的先进意识观念

护理观念的转变是实施系统化整体护理的前提。系统化整体护理以人的健康为中心，以人文思想和健康理念为基础，以促进健康为目标，根据护理对象的需求，为其提供最适合的护理服务。护理人员应明确整体护理是连续的系统的护理，护理工作应从护理对象的生理、心理等各方面考虑，在工作中应始终从整体的角度看待并解决问题，以适应系统化整体护理对护理人员提出的要求。

2. 具有职业操守和敬业精神

系统化整体护理工作方式的应用，使护理人员与护理对象的接触更加频繁、深入，使护理对象更加信任、依赖护理人员。护理人员要认真履行职责，不辜负护理对象的信任，要时刻以护理对象的利益为出发点，确保护理对象的安全，促进其健康。在与护理对象共同完成护理目标的过程中，护理人员可能会接触到护理对象的病情甚至隐私，保密是护理人员的责任和义务，应做到保守秘密，不谈论、不传播，也不可向无关工作人员透露，维护护理对象的尊严。此外，护理人员在工作中应做到一视同仁，不论患者地位高低、贫穷富有、文化程度，在工作过程中均应以护理对象的健康为出发点，一切以护理对象的利益为重。

3. 具有扎实的专业知识和精湛的操作技术

护理人员的专业知识是决定其能否胜任护理工作的基本条件之一。护理人员应完成基本的护理教育课程，经过考试或考核合格后持有相关的执业资格证书，运用充足的知识去实施各项护理措施。现代护理工作者应保持强烈的上进心和求知欲，注意更新知识储备，摄取新知识，构建符合时代发展需要的知识体系并熟练地运用到工作中，不断归纳总结以提高知识与技能，为患者的健康提供良好服务。

对护理人员另一项要求是应具备精湛、娴熟的操作技术。规范的护理操作能够保障每日常规护理工作顺利完成，能够将护理对象所承担的风险降到最低，以便为护理对象提供更好的整体护理服务。

4. 具有广博的人文素养

护理人员应具备广博的人文科学及社会科学知识。系统化整体护理与传统护理工作相比，最大特点之一就是在护理过程中，更加尊重人，尊重生命，尊重人的需要。护理学的定位取决于医学模式与护理模式的转变，它已不再是纯医学范畴，而是自然科学与社会科学相结合的领域。心理学、伦理学、政治经济学、社会学、法学等人文科学与社会科学知识对护理学科理论的完善与提高，有着不可或缺的重要意义；而工作内容、范围的转变与扩大，更是需要人文科学与社会科学的支撑。因此，护理人员应具有广博的人文素养，不断拓宽知识视野，才能更好地把握护理对象的心理特点，融洽人际关系、尊重患者的人格，以人为中心实行系统化整体护理。

5. 具有主动承担的责任心

在系统化整体护理中，医生和护理人员从两个不同的角度直接对患者负责：医生从疾病发生、发展、病因、病理、诊断、治疗的角度对患者负责；护理人员从患者行为表现的角度做出独立诊断，制定实施计划，实施护理措施。这就意味着护理人员将独立承担相应的责任。系统化整体护理的工作程序是一个动态的具有决定和反馈功能的过程，每一个步骤都是相互关联、相互影响的，每一个步骤的顺利实施都有赖于前一步骤的正确落实，而每一个操作步骤都离不开护理人员认真负责的工作态度，如对患者资料的收集是否及时准确、对患者的健康问题能否正确评估等。因此，护理人员自觉地承担责任是解决问题的先决条件，对护理工作的顺利开展有重要意义。

6. 具有独立思考的主动性

系统化整体护理是按照护理程序的工作方法，为患者解决问题，而不是像功能制护理那样仅仅完成某些操作。为此，需要护理人员接触患者，深入了解和评估患者的全面情况，在此基础上做出护理诊断和制定护理计划，并根据护理计划实施护理措施，做好护理记录，最后做出护理效果的评价。以上一系列复杂的工作程序要求护理人员独立完成，这就要求护理人员发挥自身的聪明才智，积极主动地调动一切有利于患者的积极心理因素，促进患者的康复。护理人员应该把高度的责任感和积极进取的精神结合起来，把系统化整体护理推到更高水平。

小　结

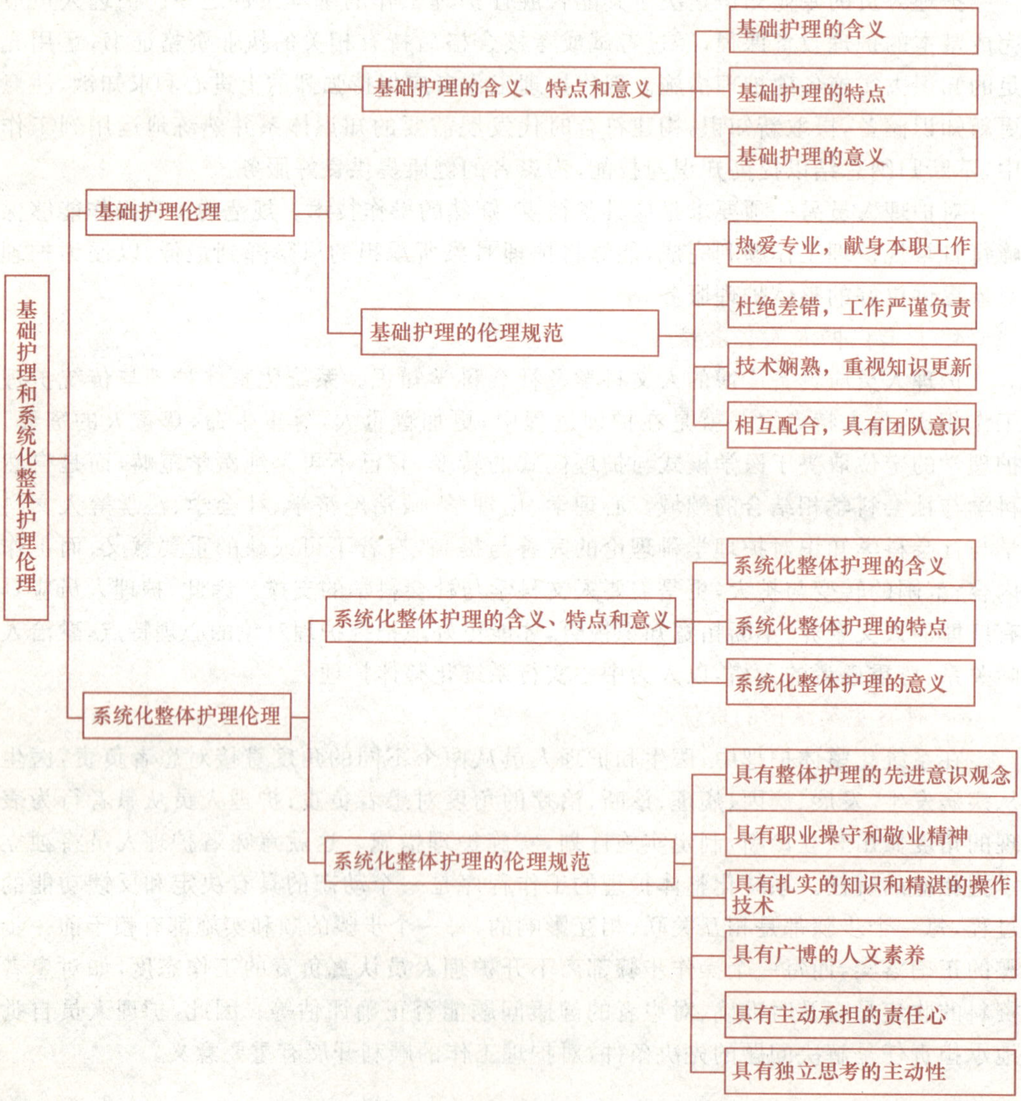

思考题

1. 怎样理解基础护理的伦理规范？
2. 如何在工作中体现基础护理、系统化整体护理的伦理要求？
3. 谈一谈应从哪些方面不断充实、提高自己，以适应系统化整体护理的发展对护理人员提出的伦理要求？

（郭万如）

第四章　临床护理伦理

学习目标

1. 掌握门诊护理、急诊护理、危重患者抢救护理的特点和伦理规范，掌握普通手术护理、妇产科患者护理、儿科患者护理、老年患者护理的伦理规范。
2. 熟悉整形外科手术和传染病患者、精神病患者护理的伦理规范。
3. 了解器官移植的含义、现状及伦理规范，明确器官移植的伦理规范。

案例 1

患者王某，女，78 岁，因慢性支气管炎合并感染、肺心病、肺气肿收入院。护理人员甲遵医嘱为患者静脉输液。护士甲在患者右臂肘正中完成静脉穿刺，固定针头，由于患者的衣袖滑下来将止血带盖住，甲忘记解下止血带。甲为了给自己的孩子喂奶委托护理员乙继续执行医嘱，乙先为患者静脉推注药液，然后接上输液管补液，在输液过程中，患者多次提出“手臂疼痛、滴速太慢”等，乙认为疼痛是由于药液刺激所致，并且解释说：“根据年龄和病情，静脉点滴的速度不宜过快”。6 小时后护理人员丙取下输液针头时，发现局部轻度肿胀，认为是少量液体外渗所致，未予处理。静脉穿刺 9 个半小时后，患者局部疼痛难忍行热敷时，家属才发现止血带还扎着，护理员乙接到报告后嘱咐其继续热敷，并没有将情况报告医生和值班护理人员。之后，随着时间的推移，患者右前臂掌侧出现水疱，继之高度肿胀，水疱增多而且手臂发紫。经院方组织抢救无效，第三天患者在上级医院接受了右上臂中下 1/3 截肢术。

【思考】

1. 结合本案例，你得出哪些伦理思考？
2. 从护理伦理的视角你如何评价护理人员甲、乙、丙三人的职业行为？
3. 如果你是患者家属，你会为患者伸张哪些权利？
4. 请联系本课程前几章的教学内容，重温护理伦理原则和护理职业道德规范。

临床护理担负着人类健康，落实护理措施，及时发现与解决患者在生理、心理、社会等方面存在的健康问题，以及使患者处于最佳的健康状态和延长生命等任务。护理人员能否很好地完成护理工作的神圣使命，除了专业技术水平外，还与其护理伦理规范有直接关系。因此，在护理伦理学的理论和护理伦理原则、规范和范畴的指导下，必须针对护理行为实施过程中广泛性、科学性、协调性和艺术性的护理特点提出相应的伦理规范。

第一节　门诊、急诊护理伦理

一、门诊护理的特点及其伦理规范

医院门诊是面向社会的窗口，是护理工作的第一线，门诊护理是整个门诊工作的重要组成部分。护理人员应提供优质的服务，使患者得到及时诊断和治疗，应谨记门诊护理的特点并遵守伦理规范。

（一）门诊护理的特点

1. 服务面广，管理任务重

我国住院患者与门诊患者的比率一般在 1∶50 左右，省市医院甚至高达 1∶100。医院门诊是患者最集中的地方，人员流动量大，患者需求复杂，服务面广，服务环节多，管理任务重，是医院早期诊断、治疗的窗口，也是患者极易产生困惑与投诉的窗口。患者在门诊逗留时间短，服务脱节与缺失不易觉察。面对可疑传染病的患者在保护性隔离和尊重患者隐私之间不易进行风险选择。一医一患保护性诊疗制度在执行中，候诊者的合作性成为困扰。因此，护理人员既要保证患者有序就诊，又要满足他们及时得到诊断和治疗的要求，同时应尽可能缩短患者的候诊时间。所以，相对于病房而言，门诊患者的护理服务面广，管理任务繁重。

2. 患者集中，预防交叉感染难度大

医院门诊是患者和家属最集中的地方，许多患者及家属远道而来，各科传染患者及带菌患者在就诊前难以及时鉴别和隔离，易发生交叉感染，预防感染难度大。医院门诊具有病种繁杂、病情各异、空气污染、患者抵抗力低下的特点。这一特点要求门诊护理要严格消毒隔离制度，护理人员和清洁卫生人员要经常对门诊诊查室和候诊室的诊椅、诊床等物品清洁消毒。在分诊或医生诊断时发现传染病患者，要及时隔离，做疫情报告，并对诊查室的用具彻底消毒，预防交叉感染，以保证患者的安全。

3. 个性需求多，应变要求高

门诊工作随机性强，就诊人数及个性需求无法预料。随着人类对自身健康的关注度、患者的法律意识与维权意识日渐增强，诊疗尊严权、知情同意权和个人隐私权成为护理人员新的关注点和护患纠纷新的增长点。个性化需求成为门诊工作的重点与难点，诊疗活动成为医生、护理人员和患者之间的互动过程。分诊护理人员的开诊解说、健康宣教、门诊登记、候诊秩序管理；残疾者的专用通道和方便设施；失聪、失明和失语者的护理照顾问题；远程诊疗、网上挂号的信息管理与隐私侵犯等问题，都成为影响门诊护理服务满意度的因素。针对这一特点，门诊护理要有针对性，护理人员要给予不

同应诊患者不同的帮助。

(1) 初诊患者:他们不熟悉医院就诊程序及环境,往往情绪紧张、急躁,迫切希望有知名专家快速而准确的诊断,甚至产生依赖思想,把恢复健康的希望全部寄托于医务人员。护理人员应尽力满足患者,做到服务热情、耐心、细微和周到,减轻患者精神上的紧张和体力上不必要的负担。

(2) 复诊患者:他们多次来院就诊,了解一些医院就诊程序及环境,虽情绪不至于紧张,但又担心能否得到熟悉医生的有效治疗。护理人员应注意了解他们的心理状态,应在患者接受治疗或诊断检查前,先将治疗目的、意义、效果和注意事项预先告之,以取得合作。对诊治时间长,影响家庭、经济和工作等问题而产生焦虑心情的患者,护理人员应耐心解释,以解除焦虑。

(二) 门诊护理的伦理规范

1. 注重形象,认真负责

医院门诊是服务质量的体现,是患者、社会人群了解认识医院的窗口。护理人员的懒散和懈怠会令患者产生厌恶感,轻佻和草率会使患者产生不信任感,脱岗和推诿会让患者体验不到安全感。因此,护理人员应当具有端庄的举止,和蔼的态度,整洁的衣着,大方的仪表。主动热情,语言文明;精力充沛,细致耐心;机智果断,敏捷沉着;带给患者信赖、信任与信心。优美、安静、舒适的环境可使患者心理稳定,减少交叉感染的概率,提高治疗护理效果。护理人员应认真做好门诊卫生工作,维护好门诊秩序,使门诊科室整洁化,门诊秩序规范化,以提高门诊医疗护理质量。

2. 团结一致,分工合作

医院门诊由医生、护理人员和医技、后勤、财务等多岗位多职责群体共同为患者提供优质的服务。门诊护理工作是一个复杂的系统工程,护理人员要处理好医护之间及其他职能科室的工作关系,坚守岗位,明确职责,以患者为核心,主动帮助同事,做到既分工又合作。在实际工作中搞好医护之间的关系,做到平等合作,相互尊重,相互支持,互相信任,团结一致地完成各项诊疗任务。

3. 作风严谨,精益求精

门诊护理人员要做到作风严谨,精益求精。坚持以医学科学为依据,实事求是,准确无误;切不可漫不经心,粗枝大叶。按照疾病的性质、程度,恰如其分地选择护理手段和措施。在留诊的病情观察中,必须如实反映情况,忠实记录各种客观数据,对任何细微的病情变化都不放过,一旦发现问题及时报告主管医生。对医嘱既要严格、认真执行,又要检查医嘱,发现问题,及时报告,查清后再执行,各种处置必须谨慎,严格遵守"三查七对"等规章制度。对待在门诊短暂停留的患者,注射治疗时也应认真细致地查对。如果门诊护理人员有一念之差、一针之失,都会酿成大错,给患者带来不可挽回的损失。因此,门诊护理人员要具有作风严谨、精益求精的优秀品质。

4. 尊重患者,一视同仁

学会尊重患者、理解患者,才会关心患者、体贴患者,这是对门诊护理人员的基本要求。尊重患者,包括尊重患者的人格,不管患者职位高低、相貌美丑、贫穷富有,护理人员都应该给予尊重，不能有任何歧视。护理人员在自主原则、不伤害原则、公正原则和行善原则指导下，对患者公平对待。不分性别、年龄、老幼、种族、病种，都要做到热情体贴、一视同仁、认真负责。总之，尊重患者、一视同仁、全心全意为患者服务，是处理好护患关系、为就诊患者提供优质服务的最基本的伦理原则。

5. 知情同意，依法维权

知情同意、保护隐私是患者的权利，也是护理人员的义务，而缺乏足够重视，便会构成侵权。如在门诊开放窗口自行取送标本和各种检查检测报告，心电图、B型超声波检查室众人围观患者身体，未得到患者同意随意安排教学任务对患者听诊触诊，患者诊疗本放在诊台上任人翻看等，这些不当医疗行为泄漏了患者的隐私，伤害了患者及其家庭，也损害着护患关系。

二、急诊护理的特点及其伦理规范

（一）急诊护理的特点

1. 随机性大，涉及面广

急诊患者发病突然，因而就诊时间、人数、病种和病情危重程度难以预料，具有很强的随机性。到医院就诊的患者通常起病急骤、病情危重、病况复杂、变化迅速、病死率高。急诊护理人员平时应做好抢救生命的一切准备，包括思想准备、业务准备、抢救器材和抢救药品的准备，并处于“战备”状态，以应付各类突发疾病的抢救需要。急诊护理工作不时面对道德伦理的两难选择：自杀者、无经济支付能力者、无名氏和药物滥用者；酗酒者、犯人、肇事者和传染病患者及不可逆转的危重患者。患者亲友、出租司机和热心护送患者的人，都是急诊工作的评判者和清醒的旁观者，他们的评价与口碑关系着医院的整体声誉。

2. 病情复杂，时间性强

急诊患者病情紧急，而且有些患者意识模糊或不清，不能提供疾病的详细病史，又不允许按部就班地进行体格检查。急诊室护理人员必须突出一个“急”字，与时间争夺生命。同时，还要机敏、镇静、运用自己的实践经验，配合医生及时采取抢救措施，控制病情发展，防止并发症。因此，急诊护理人员要保持满腔的工作热情，全力以赴为抢救患者生命、维护医院形象而努力工作。急危重症患者能否得到及时有效的救治，关系到患者生命的安危。急危重症工作特质要求执行者具有精准的记忆力、稳定的注意力、敏锐的观察力、准确的判断力；有对药物剂量、氧流量与氧浓度、液体平衡、血压与尿量等精确计算的能力，否则会产生严重后果，延误抢救时机。

3. 变化迅速，协作性强

急诊患者发病急骤、变化迅速，其生命指标紊乱，变化多端，险象环生。病种往往涉及多系统、多器官和多学科，要求急诊室护理人员应有机敏的鉴别能力，主动按病情给予适当处理，遇到病情严重而诊断困难时，要抓住突出症状，得出初步判断，决定科别，及时请医生抢救或治疗，并密切观察病情变化，准确掌握信息，为诊断、治疗提供第一手材料。患者常因病情复杂或多系统脏器病变复合存在需要多科室协同。在抢救工作中，必须按抢救流程主动接诊，反应迅速，分秒必争，以大局为重，沉着冷静，相互尊重，资源共享，信息畅通。

（二）急诊护理的伦理规范

1. 临危不乱，高度负责

急诊护理工作的突出特点是抢救生命，是在瞬间决定患者生死的能动性工作。如脑外伤等所致颅压增高引起的脑疝和脑缺氧所能耐受的时间是以分钟计算的；心肌梗死的抢救要分秒必争；气管异物的患者在数分钟内就会窒息死亡……这就要求护理人员树立“时间就是生命，抢救就是命令”的观念，临危不乱，头脑清醒，及时发现隐情、危情和险情，即使对抢救后病情趋于平稳的患者也不放松警惕；在现代化设备设施监护下也要主动观察病情。急诊护理重在一个“急”字，在患者病情危急的关头，护理人员不应有任何私心杂念，要以冷静、敏捷和果断的作风，配合医生抢救患者。

急诊护理人员要急患者之所急，从患者利益出发，及时地处理急症患者。分诊护理人员要根据病情的轻重缓急安排患者就诊，做好就诊患者的解释工作。治疗抢救室护理人员要及时配合医生采取救治措施，如洗胃、给氧、止血、人工呼吸等，并详细准确地做好抢救记录。

2. 常备不懈，技术精湛

急诊工作弹性大，难以预先设计与安排，如就诊时间、就诊患者、病种病情等。能否及时接诊并顺利组织抢救是挽救患者生命的关键。因此，护理人员应树立患者生命高于一切的思想，全天候保持高度戒备，定岗位、定职责、定流程；急救设备设施百分之百完好，急救药品器械备量充足，应对患者病情随时可能发生的突变。当医生未到达现场时，护理人员要敢于负责承担风险，在科学理论的指导下，坚定果断地采取力所能及的救治措施，全力抢救患者的生命。

为了争分夺秒地救治患者，急诊护理人员必须苦练基本功，具备扎实的理论基础和熟练的专科理论与技能。熟练掌握危重患者的抢救常规、各种仪器的操作原理及注意事项，熟悉常用药物配伍禁忌及不良反应，懂得急诊检验指标及临床意义。此外，还必须掌握心脑肺复苏、气管插管和人工呼吸机的使用方法等其他抢救技能，掌握抢救工作的主动权。

3. 热情关怀，同情理解

护理人员要以亲切、关怀的态度，耐心而礼貌地回答患者的询问。对于盲人、行动不便患者应主动扶携，热情周到服务；对急躁患者要体谅他们的性格，和蔼解答询问，并以言相劝；对于要求过高的患者要耐心解释，主动介绍有关规定。急诊患者多为意外伤害或突然发病，患者和家属无充分的心理准备，对抢救结果常常有过高的期望值，当结果与期望不符时，极易产生焦虑不安、恐惧、烦躁、情绪激动、语言过激等表现。甚至失去理智，无故指责，无理取闹。护理人员要有“急患者之所急，想患者之所想”的职业情感，理解患者及家属的心情，急而不躁、忙而不乱，自觉调整情绪，耐心解说。要以高尚的情操、满腔的热情对待他们，并以最佳的救护方案进行救治，争取最佳疗效。

三、危重患者抢救的护理特点及其伦理规范

（一）危重患者抢救的护理特点

危重患者指病情严重、随时可能发生生命危险的患者。危重患者的特点可用重、危、急、险四个字概括。重是指病情严重，患者异常痛苦甚至神志不清，意识模糊；急是指病情急，来势凶猛，变化快；险是指病情危险，甚至危在旦夕，死亡率高。

1. 护理任务艰巨

危重患者病情紧急、变化快，需要迅速投入抢救；危重患者痛苦不堪，甚至神志不清而生活难以自理，不仅护理工作量大，而且患者配合医护困难；危重患者和家属顾虑较多，心理活动复杂，需要加强心理护理，但是疏导起来比较困难。以上都表明，危重患者的护理具有艰巨性的特点。

2. 护理伦理难题多

危重患者抢救护理工作经常会遇到一些伦理难题，如履行人道主义与经济效益的矛盾；讲真话与保护性医疗的矛盾；知情同意与保护患者利益的矛盾；卫生资源分配与患者实际需要的矛盾；患者拒绝治疗与维持患者生命的矛盾；安乐死与现行法律的矛盾等，危重患者抢救护理的伦理决策往往面临两难选择。

3. 护理人员素质要求高

危重患者抢救护理任务艰巨，护理伦理难题多。护理人员必须具有业务素质全面、身心素质良好、临床护理与抢救经验丰富，以及较高的道德修养。然而，危重患者的抢救护理工作也为护理人员提供了展示专业知识、工作经验、操作技术和身心健康程度及高尚道德情操的机会，而且通过护理患者使以上诸方面得到进一步升华。如果护理人员的各方面素质达不到应有的要求，就会出现险情，甚至会发生意想不到的严重后果。

（二）危重患者抢救的护理伦理规范

1. 处事果断，行事谨慎

危重患者病情变化快，随时可能发生生命危险。护理人员应头脑冷静，果断地配合医生采取应急措施。但是果断并不意味着武断而贸然行事，应做到胆大心细，谨慎行动，科学施救。即使有些危重患者已渡过险关，也不要掉以轻心，仍需细致观察病情变化，主动预防发病或病情复发，以免前功尽弃。如抢救休克患者，虽然血压上升了，但也要注意肾功能的情况。另外，在遇到涉及尚未解决的伦理难题时，护理人员只能在有限的范围内综合考虑，审慎和辩证地处理。

2. 迅速机警，反应敏捷

危重病患者的病情具有重、危、急、险四大特点，为挽救其生命，在护理过程中，护理人员必须头脑机警，严阵以待，细心观察，及时发现危重病患者中出现的危险信号和险情。一旦发现新的情况要及时向医生报告，做到临危不乱，敏捷地采取抢救护理措施，以使患者转危为安。如果护理人员粗心大意，对危险信号麻木不仁或行动迟缓、漫不经心，都会导致不堪设想的后果。

3. 理解患者，任劳任怨

危重患者一般缺乏心理准备，心理负担较重，心情烦躁不冷静，多数患者家属忧虑、急躁。因此，护理人员在繁忙工作的同时，还要以理解、体谅的态度面对患者及家属的无端指责或无理取闹。护理人员一定要冷静对待，理解患者、家属的心情，宽容患者和家属的行为，耐心地说服，不使矛盾激化。同时，仍要热情、主动和任劳任怨地继续做好护理工作，特别是对悲观绝望的患者要多加安慰和鼓励，对神志不清的患者做到周到服务，真正做到“一切为了患者，为了患者一切”。

4. 勤于做事，持之以恒

危重患者症状复杂，顾虑重，痛苦大，对护理质量要求高，依赖性强。这就要求护理人员做到“脚勤、手勤、眼勤、嘴勤”，学会“眼观六路，耳听八方”，养成时时、处处、事事关心患者的机体和心理健康。护理工作是一个动态的不断反馈和连续而完整的过程。它包括护理评估、诊断、计划、实施和评价五个阶段。危重病护理诊断难度大，疾病复杂多变，护理人员不可能很快获得充分资料，需要护理人员以医学科学理论为指导，发挥主观能动性，准确施救、对症护理，在动态中观察确诊。没有持之以恒的精神不能做好危重病患者护理工作。

第二节　手术护理伦理

案例 2

患者王某，女，农民。自幼行走呈跛行。两髋关节疼痛 8 年，近年来因左髋疼痛加剧影响活动及正常的生活到某院就诊。查体：心肺无异常，呈剪刀步，左下肢缩短，跛行。X 线片显示双髋关节骨关节病，以左侧为重。入院 20 天，硬膜外麻醉下行左全髋关节置换术（陶瓷关节），术中情况良好。术后回病房行左下肢皮牵引，牵引重量 3 kg 到 2 kg，内旋轻度前展位。患者术后康复过程中依赖心理日增，功能恢复较慢。为使患者早日恢复自主生活，让机体对环境能自动进行调节以适应外部条件发生的变化，护理人员从理论解说到技术操作示范，给患者传授自我护理知识，以期能早日提高其自我照顾等方面的能力。但患者却认为自我护理会增加自己身体承受条件的负荷，护理人员这样做是对患者不负责任的表现。护患双方由于认知上的分歧而发生争执，影响了护患关系。

【思考】

1. 适时适度自我护理是否是为减轻护理人员的任务和推卸责任？
2. 护理人员应该怎样做才不会导致上述护患纠纷的发生？

一、普通手术护理及其伦理规范

（一）普通手术护理的特点

普通手术是指临床外科系统的一般手术。手术室是医治患者的特殊场所，其工作具有特殊性和独立性，而且工作紧张，专业性强，技术要求高，责任十分重大。手术护理的特点是由手术治疗特点决定的。具体表现如下。

1. 严格性

手术具有严格的规章制度和操作规程，是前人实践经验的科学总结，实施手术时必须严格遵守、一丝不苟，不得随意更改和违章，违章意味着对患者不负责任。严格遵守规章制度和操作规程是确保手术顺利进行和患者安全的根本保证。护理人员应认真执行消毒隔离制度、人员管理制度、查对制度、无菌操作原则、安全管理制度、术前访视和术后随访制度等各项规章制度。手术护理是一门科学性、技术性很强的专业，涉及专家多，知识面广，不仅需要护理专业基础理论和基本技能，还应具备相关科室、各类手术的有关知识，如麻醉知识、解剖知识、生理病理知识等。手术护理人员在术前术中对每位手术患者进行手术、用药、输血时，必须对患者的姓名、床号、性别、年龄、手术部位进行认真查对，逐一核实，绝不允许想当然，避免发生差错。医院手术，由于查对不严而做错手术的严重事故时有发生。例如，曾发生过做左侧疝修补手术，竟做了右侧；应给甲某做的手术，却给乙某做了，等等。手术结束前，应按规章要求，严格查对手术器械和敷料，以免遗漏于伤口之中。纱布、血管钳、缝合针遗漏于腹腔胸腔中的事故常有发生，必须引以为戒。

2. 主动性

手术护理要求护理人员有极强的时间观念，特别是在抢救急症和重症患者时更是刻不容缓，分秒必争。因此，护理人员在抢救急症和危重患者的手术准备中，时间是关键，护理人员主动争取时间是手术成功与否的保证。护理人员应积极主动工作，一般手术可按常规做好护理准备；急症重症手术要有预见性，随时根据病情变化做好药品、器械等准备；新开展的手术及复杂、疑难手术必须开展术前培训，做好术前护理会诊，术中及时与医生沟通，主动配合，保证手术顺利进行。对择期手术的患者，术前准备工作也应主动抓紧，若因准备时间过长而拖延手术就会增加患者的疑虑，有的患者还为增加经济负担而着急。另一方面，更不应为了增加医院病床使用率而任意延长患者等候手术时间，或故意推迟患者出院时间，这是“一切向钱看”的反映，是与社会主义人道主义的高尚医德相违背的。对患者做护理技术准备，事先一定要周密计划主动安排，防止临时仓促准备。

3. 衔接性

术前准备、术中配合、术后护理是手术患者护理的三个主要阶段，每个阶段的护理都由交接班连续进行，由不同的护理人员担任。手术室及病房护理工作的各个阶段必须相互衔接，紧密相连。护理人员必须主动做好各种衔接工作，避免差错，严格交接班制度，认真观察。

4. 协作性

手术工作范围广，涉及科室多，每台手术，从术前准备到手术完成，以至患者术后康复的全过程，都是医师、护理人员、麻醉人员及各相关科室医务人员协作的结果。这就要求手术护理人员一定要从手术全局出发，努力搞好协作，为患者着想，急患者所急，密切配合医师手术的需求，迅速及时做好各种准备，使医师工作起来得心应手。决不能强调某些客观原因，延误准备，甚至不顾后果，拖延手术。例如，某医院一产妇急需剖宫产，医师几次联系要求手术，均以手术台没有空而被一再推迟，由于等候时间过长，致使胎死宫内。实际上只要调整一下手术顺序，就可以腾出手术台为该产妇行剖宫产术。由此可见，护理人员在手术中的协作精神，对医师及时手术、确保手术成功具有举足轻重的作用。反之护理人员缺乏协作精神，就会造成严重后果。护理人员对手术安排要有救命观点，对急诊手术在时间上要分秒必争。对非急诊手术，也要分别轻重缓急合理安排，切勿感情用事。若因某些手术多而不耐烦，故意推诿拖延，以致失去抢救时间，造成不可逆的后果，则是对护理道德的践踏，是绝对不能允许的。

（二）普通手术护理的伦理规范

受术者能否处于最佳身心状态接受手术，和谐地配合手术，是检验护理工作质量的又一个客观标准。护理工作是一项十分精细的艺术，面对千差万别的受术对象，如何像艺术大师那样对每位患者都能进行精雕细刻的生理护理和心理护理，这确实不是一件容易做到的事。这就要求手术护理人员不仅具有丰富的医学知识和娴熟的护理操作技能，而且还需要具备高尚的护理伦理观念。

1. 手术前的护理伦理规范

（1）消除顾虑，调节心理。

手术确定以后，患者多易产生激动情绪，心情很不平静。他们既盼手术时间尽快到来，早日去除病根，化险为夷，又惧怕手术。因为手术具有损伤性和一定的风险性，患者都有程度不同的紧张恐惧心理，生怕出意外。有的患者临近手术前几天，坐卧不安，食不甘味，夜不能寐，有的怕出意外，甚至安排了后事。还有一些患者，见到手术室推车接其他患者，也会吓得浑身发抖，额头出汗，紧闭双眼，心情极度紧张。如果患者处于这种心理状态，对手术、麻醉均十分不利，这时护理人员必须洞察清晰，根据患者心理特点，进行必要的心理护理，尽快消除患者的顾虑。

护理人员是患者的忠实卫士，对患者的心理、情绪和要求最了解。患者也愿意向护理人员倾诉想法，他们有时不愿向医师讲的，却愿意告诉护理人员。护理人员高尚的道德行为和道德修养，对患者心理调节起着直接的心理影响和潜移默化的引导作用，患者感到满足与安慰，就能使患者在手术前身心处于最佳状态，确保手术顺利进行。

（2）理解患者，满足需求。

术前护理的全部工作应以实现患者手术的最佳效果为出发点和落脚点，通过最优的技术护理和心理护理，使患者肉体痛苦和精神忧虑减轻到最低程度。要树立“患者利益高于一切”的崇高信念，这是护理人员崇高道德的集中表现。在护理手术前患者的工作中，对患者要一视同仁，责任第一，决不因受术者的职业地位不同、年龄大小和文化水平高低而不同对待。无论是老年人还是青年人提出问题，无论是有文化的还是没有文化的患者提出要求，都要给予恰到好处的医学知识指导和服务。同时也要理解患者的生活习惯与正当要求，对患者提出的合理要求，要尽量满足；对不合理要求要耐心解释，及时给予关心和必要的帮助，使他们具有安全感。即使有些不符合科学或情理的要求，也应向其宣传科学知识，讲清利弊关系，让患者充分理解实施手术的必要性。决不能由于患者提出肤浅问题，甚至不很合理的要求，就以轻蔑的表情和嘲笑的口吻对待。

(3) 准备周全，环境优美。

手术中会产生意想不到的问题，护理人员术前要替患者想得周密、细致，指导患者放松心情。为了确保患者手术的安全，护理人员要做到“八查”，查对患者的姓名、性别、科室、手术诊断、手术名称、手术部位、血型、物品准备。等待手术的患者有各种思想负担是常见的，患者刚刚住院，人地两生，忧心忡忡，又有各自具体情况，担心家里孩子没人照顾，怕耽误工作，自费患者怕费用太高，怕手术致残后亲人抛弃，对周围环境各种声响很不习惯，患者心境不宁静。在这个时候进行精神安慰、鼓励和开导，尤为重要。作为护理人员，为患者安排一个温馨、安静、整洁、典雅的休养环境。要做到关门窗轻、走路轻、说话轻和操作轻，不惊动患者，介绍患者熟悉环境，还要避免恶性刺激，避免让患者看到同类患者手术时的痛苦模样。也可以向其介绍与其类似病情而经手术后恢复健康的病友，这样做利于他们增强信心和产生乐观情绪。

(4) 执行医嘱，配合手术。

根据病情诊断，医师拟定手术计划，开列医嘱，在通常情况下，医嘱代表着患者的利益，护理人员应严肃认真地执行，不得随意更改，但是对医嘱也不应盲目执行，根据医嘱及具体护理情况，如有不当，护理人员可以在征得医师同意的前提下，做必要修正。

医护之间、护理人员之间是一个整体，必须密切合作。在手术准备时，护理人员如发现新的情况，应及时与医生联系，共同研究解决。在一定意义上，护理人员是患者的卫士，具有观察病情最迅速、最直接的有利条件，这就需要护理人员善于针对病情的变化，及时、准确地传达给医生，切忌为了顾全面子或不关心患者痛痒，而进行不必要的手术，诱发一系列不良后果。要防止怕得罪医生而放弃对患者的道德责任。在术前进行操作时，必须按照操作规程严谨行事，那种随心所欲、贪图省事、简化程序，甚至让根本不懂医学知识的患者家属代替操作的做法都是不能允许的。

2. 手术中的护理伦理规范

(1) 关心患者，体贴入微。

接受手术的患者离开工作岗位，住进陌生医院，环境变化较大，从刚刚熟悉的病房，又进入陌生严肃的手术室，使他们的情绪又发生一次波动。通常，他们是以惊奇和期待的目光注视周围的一切，注视医生和护理人员的每一个动作，并对任何声响和言语都表现得十分敏感，患者在此时对医护人员有一种生死相托之感，不少患者会有“一切交给医生”的念头，护理人员要善于体察理解患者的期望与信任的心情。手术时要尊重患者的要求和习惯，对能够做到的，要尽可能给予满足和照顾。即使对已失去知觉的全麻患者，手术时也不要让患者赤身裸体，具体地说，患者的手术部位在经过处理后应按手术要求显露，不是手术的部位就应该用毯子遮盖，加以保护。尤其是对神志清醒的患者，更应该做到这一点，不要使患者感到难堪，这是巡视护理人员必须特别注意的道德责任。对手术患者必要的解释和说明是不可缺少的，如手术时，患者的四肢要用约束带束缚，这样才能防止患者不自觉的活动。又如给患者做脊髓麻醉在腰椎处进针时，要向受术者亲切地说明理由，做好解释，以取得患者的理解与配合。

(2) 恪守规章，无菌操作。

手术室的无菌要求是极为严格的，无菌是手术条件的第一位要求，对此不能有半点轻视和疏忽。参加手术的全体成员，人人都要遵守无菌操作技术规程。手术室护理人员要恪守职责，其工作既具体仔细、又需环顾全局，发现违反无菌技术规程的现象，必须立即提出，被指出的人员应无条件接受，迅速改正。护理人员还应慎独，即使单独操作，如发现可疑之处，应立即检查并纠正，不得存有侥幸心理，更不能有意隐瞒。由于患者、家属无法知道是否违反操作原则，所以护理人员能否自觉坚持和维护无菌技术原则，在很大程度上取决于护理人员的道德素养。在无菌技术上无原则地迁就或照顾个人情面是对患者不负责任、缺乏职业道德的表现。

(3) 精诚团结，实事求是。

一台手术的成功除了要有完好的设备条件外，重要因素就在于医护人员的周密安排，精诚团结，要求手术医师、助手、麻醉师、器械护理人员、巡视护理人员等都要各尽其责，密切合作，互相关照，按照手术规程，全神贯注地做好各自工作。护理人员要密切注意手术的进程，及时给予技术上的配合。全台医护人员必须发扬集体主义精神，保证手术的顺利进行。在手术过程中，承担巡视护理任务的护理人员，除事先给予手术患者心理疏导外，还要将已准备好的各类电器设备做一次用前检查，确保设备无漏电、零件无丢失、器械齐全完好等，必须做到万无一失。

手术过程是团队精诚团结的过程。术中患者出现意外的病情变化或紧急情况，医护人员必须精诚团结，积极应对，把手术的风险降低到最低限度。手术中任何一方出现失误或差错，必须襟怀坦白，实事求是，勇于承担责任，同时医护密切合作，采取积极有效的措施补救，确保患者安全和手术最佳效果。

(4) 熟练操作，一丝不苟。

手术中护理配合是手术的关键。护理人员不仅要熟知手术的步骤和护理配合的要求，而且要做到操作准确、观察仔细、核对无误、配合默契、交接严密。手术室护理人员在患者身上做技术操作的机会很多，但任何一次操作，都必须以治疗为目的，力争一次成功，不允许在患者身上练技术，即使是全麻患者也不例外。比如静脉穿刺、气管插管、导尿等操作都要充分准备、操作准确。教学、实习要严格指导，不准让学生在麻醉后的患者身上练习操作。手术护理人员进行技术操作时，无论多么忙和多么紧张，都应密切关注患者情绪变化，发现异常应及时采取有效措施，决不能强调客观因素而让患者承受可以避免的痛苦；万一操作失败，也要向清醒的患者表示必要的歉意，或另换别人再行操作，不要埋怨患者配合不好，更不应该用刺激、粗鲁的语言责备患者。

(5) 理解家属，耐心解疑。

患者进入手术室，家属常在手术室外等候，心情焦急，坐立不安，有护理人员进出手术室,急于询问手术情况。护理人员虽然工作繁忙,此时千万不要表现出不耐烦和漠不关心的态度,而应该态度诚恳、亲切耐心地简言回答家属提出的问题,必要时,将手术进程告诉家属,以解除他们的忧虑,使他们得到宽慰。有的大手术时间很长,可以劝导家属不要翘首相望,可以先去用午饭,再来等候,这也是手术护理人员应有的道德责任。

3. 手术后的护理伦理规范

(1) 严密观察,防止意外。

手术完毕,许多患者不能活动,护理任务非常繁重,诸如包扎伤口、擦净血迹、松解止血带、穿着衣裤、注意保温,等等,都要细心周到,尽力减轻患者痛苦。对清醒患者,应详细交代术后注意事项,因为一般患者缺乏医学知识,容易对一些术后反应过于惊慌或不在意,有的可能铸成大错。例如,在包扎伤口时,要宽松适度,并听取患者反映,如果太紧,应重新处理,以免引起局部循环障碍。尤其对全身麻醉患者,伤口包扎时,要注意身上有无异物遗留。如某全麻患者做完手术,清醒后,诉说腰痛,护理人员也漫不经心,未加重视,直到第二天医生换药时,才发现患者腹部还扎着一个注射针头。这类差错并非技术原因,而是责任心不强所引起的。手术后,护理人员轻松麻痹,匆忙结束后续程序容易造成医疗差错和事故。

(2) 亲自护送,安全周到。

对手术后患者,护理人员应亲自护送,尤其是大手术或全麻后患者更应如此。护理人员在观念上要清醒地意识到送的是患者而不是物品,一切动作都要以患者安全、舒适为原则,要将患者衣裤穿整齐,被子盖好,头上戴好帽子以免着凉。推车时,速度要适当,尽力保护好患者身上各种引流管、输液管等,车子要推稳,不能漫不经心,碰撞墙壁、门框,尽量不增加患者痛苦。搬动患者上下床时,首先保护好伤口。如颈部或肢体手术,则应先抬起头或患肢,轻抬轻放,按要求摆好体位,观察患者的呼吸、脉搏及血压,如果一切正常,才可向病房护理人员交代,然后离去。

(3) 勤于护理,减轻痛苦。

术后患者因伤口疼痛被迫卧位、机械通气,插管和监护等增加了很多痛苦。护理人员要勤于护理,及时镇痛,协助患者排痰及更换卧位,解除患者痛苦,增加舒适感,预防术后并发症。

(4) 指导训练,促进健康。

术后康复训练是术后护理的重要内容。手术后患者常常由于疼痛、恐惧、体弱、行动不便等原因不敢或不愿进行康复训练。护理人员要向患者及家属耐心说明术后康复训练的意义,帮助患者制定科学合理的康复训练计划,指导并协助患者循序渐进地进行康复训练和自我护理,促进患者早日康复。

二、整形外科手术护理及其伦理规范

(一) 整形外科手术护理的特点

整形外科是外科的一个分支,包括再造整形外科和美容整形外科。整形外科手术护理是针对整形外科受术者存在功能障碍、形态畸形或面部、形体缺乏美感的特点,依据整形外科的治疗原则对受术者在医疗、生活和功能锻炼等方面所实施的一系列有利于康复的工作。随着人们生活水平的提高,人们对容貌、形体美的要求日益迫切和突出,医务人员满足人们对美的追求也是其职业职责。

1. 审美意识强

整形外科手术是一种医学美的艺术,需要遵循美学的观点和规律。美容手术如祛斑、除皱、酒窝再造、腹壁去脂等,除必须遵循一般的手术要求外,还必须遵循美的要求,讲究对称、均衡,不留瘢痕等。

2. 心理护理要求高

整形外科的受术者以青年男女、儿童居多,均有不同程度的心理问题。他们因容貌异常、功能障碍而心理失衡、敏感、孤僻、自卑,怀有一种被冷落的悲愤心理,不愿参加社交活动;又为自身的学习、工作、恋爱、婚姻等问题不能如愿而烦恼、苦闷。而后天性畸形或缺陷的患者,因意外事件导致某些功能丧失或容貌改变,容易出现情感障碍,情绪波动较大,有时缺乏继续生活的勇气,有时敏感、多疑等。总之,受术对象心态复杂,并且都有一个共同的愿望,期望通过手术达到或接近正常人,但又担心手术的痛苦、结果不尽如人意,甚至害怕手术失败。

3. 护理内容复杂、宽广

整形外科治疗内容多、病种复杂,手术涉及的解剖范围遍及全身,并且与其他外科交叉,联系紧密。从对象来看,整形外科护理人员应具有多学科医学基础知识和护理技能,同时掌握整形外科基本理论知识和护理技能,才能胜任整形外科的护理工作。另外,生活护理对整形外科手术患者十分重要。患者一般有程度不同的功能障碍,有的患者需要喂饭、喂药、协助穿衣、照顾大小便等生活护理。

(二) 整形外科手术护理的伦理规范

1. 态度和蔼,调节心理

整形外科受术者生理存在某种缺陷,心理失衡,自卑感强,但内心的自尊心极强,对周围人的言行十分敏感。因此,在护理过程中,护理人员要态度和蔼地与受术者进行心理沟通和交流,以了解和发现受术者的心理问题和心理需求,在此基础上认真做好有的放矢的心理护理。要理解患者的苦楚,同情、体贴患者心情,尊重患者人格,积极热情做好疏导工作,消除他们的心理压抑、情绪低落等心理痛苦,并和医生密切配合,尽力满足其追求美感的需求。

2. 关心患者,减轻疼痛

整形手术患者术后都有疼痛感觉,而整形、美容手术患者为移植组织的需要,要求供瓣部位与受瓣部位在一定时间内保持固定姿势,如头臂固定、体臂固定、臀腿固定等,常需 3~4 周时间,患者很不舒适,尤其在术后 1 周内,疼痛剧烈,甚至痛不欲生。护理人员应关心和理解患者的痛苦处境,根据病情,适时给予镇痛药,并经常安慰患者,尽量转移其注意力,鼓励患者克服困难。同时,密切观察病情,防止意外发生。

3. 任劳任怨,不辞辛苦

整形外科治疗范围广泛、病种复杂,讲求精细,工作十分繁重。如手术前皮肤准备，备皮区一般都有陈旧性瘢痕，表面不仅凹凸不平，甚至还有隐窝和窦道，而隐窝、窦道存在着污垢和毛发，对这些部位的清洗难度很大，有时需在术前几天就开始每天用热水浸泡瘢痕，使污垢软化，还需从不同角度剪除毛发，剔除污垢。护理人员要确保手术区无毛发、无污垢、无破损，为手术创造条件，工作十分辛苦和繁杂。术后护理更是繁重琐碎，既要做好手术护理、心理护理，还要做大量生活护理工作。

4. 刻苦钻研，不断进取

整形外科涉及范围广、内容丰富，与妇科、泌尿科、眼科、神经科、耳鼻咽喉科、口腔科、肿瘤科、皮肤科、胸外科等学科有直接或间接联系。做好整形外科护理工作，护理人员必须拓宽知识领域，既要掌握整形外科的医学基本理论和护理理论，提高审美修养，又要熟练掌握常规技术操作；还要懂得心理学、伦理学、社会学等人文科学知识，以便做好心理护理。随着整形外科事业的发展，手术护理工作将遇到很多新课题，这就需要护理人员刻苦钻研、不断进取，积极学习国内外先进技术，配合科研，与其他医务人员一道做好新手术的开展、提高、普及工作。同时，随着医学模式的转变、整体护理的开展和新设备、新技术的应用，护理人员还需要补充和更新知识。

三、器官移植手术护理及其伦理规范

（一）器官移植概述

1. 器官移植的含义

器官移植是摘取人体的某器官，并将其移入同个体（自体移植）或另一个体（异体移植）的相同部位（常位）和（或）不同部位（异位）的临床医学技术。广义的器官移植不仅包括肾、心、肝、胰、肺等实质脏器移植及其联合移植，还包括骨髓、角膜和胰腺等组织、细胞移植。器官移植的意义：第一，使许多本来难以恢复健康的患者得以康复，使患有不治之症的患者有了生存的希望和可能，并能够延长数年以至数十年的生命，从而使人类崇高的医学人道主义精神得到更加充分的体现；第二，从一定意义上讲，能使有限的医疗资源发挥更大的效益。

2. 器官移植的现状和发展

人类器官移植的探索始于20世纪初，成熟于20世纪80年代，迄今已在全球广泛应用。据全球移植中心名录统计：全球已有70余万身患不治之症者通过器官移植获得第二次生命，其中肾移植存活最长者已达37年，肝移植最长达30年。器官移植是目前人类治疗终末期器官衰竭的有效方法。我国器官移植手术已有30多年的历史，但与发达国家相比仍有较大差距，其中一个重要制约因素就是捐赠器官数量严重不足，阻碍了器官移植医学的发展。目前我国器官供求严重失调，例如，我国大约有150万尿毒症患者需要肾移植，但每年仅能提供4 000～5 000例肾移植手术；有400万白血病患者等待骨髓移植，但全国骨髓库的资料仅3万份。许多危重患者因不能及时得到器官移植而死亡。

器官移植是人类尖端技术和医学理论的结合产物，随着科学技术的进步，器官移植的发展趋势表现为分子遗传学、生物基因工程学、免疫生物化学等的进步，使人们对组织配型 HLA 已经能进行详尽的分析，移植免疫学将进一步发展；因为各种器官可以冷藏处理的时间并不一样，为克服器官移植所受到的时空限制，就要对摘取的器官进行高质量的存储，移植器官存储技术将大大进步；技术的日臻完善，使器官移植能够向纵深发展，异位性移植和同种移植更加普遍，多器官联合移植和组织细胞正在广泛应用于临床。

（二）器官移植的伦理问题

1. 器官捐献与传统的身体观念的矛盾

尸体器官摘除在观念上仍然存在较大的障碍。传统观念中，尤其是中国儒家的传统观念认为“身体发肤，受之父母，不得毁伤，孝之始也”。作为一项不可违逆的孝道，保持身体的完整至关重要，即使死亡了也必须是“全尸”，摘除实体器官是对死者的大不敬，是对死者、亡灵的亵渎。

2. 器官来源的商业化问题

器官移植技术引发了器官黑市交易问题。在人们的传统观念中，人体器官是不能买卖的，器官移植术中的器官来源于捐献。长久以来器官移植的供需矛盾一直非常明显，能够支付昂贵手术费用的人不在乎购买人体器官的花费，而出卖器官的人往往是经济困难的群体，于是形成了人体器官买卖的黑市交易，这成为发生强制性摘取器官的残忍暴行的诱因。“器官移植旅游”始于 20 年前，一些富人前往孟加拉、印度、巴基斯坦等国，借旅游的名义从当地贫穷的器官捐献者那里得到可移植的器官，产生了新的不公平。

3. 活体移植伦理问题

国际器官移植学会早在 20 世纪 80 年代就提倡自愿捐献的伦理原则，世界各国也在鼓励活体器官捐献。我国近年肾移植活体捐献活动正在有条不紊地开展，救助了很多患者的生命。目前我国在器官移植临床中存在的伦理问题主要表现在知情同意方面，主要是供者捐献器官救助亲人心切，对捐献后的风险认识不足。活体移植无论对受体还是供体都存在很大风险，需要医护人员做好充分的解答和说明。

4. 异种器官移植问题

有报道患者在接受移植后发生性情改变，甚至连饮食习惯也发生了改变。人类同种器官移植尚且有可能导致人的个性的变化，人们更担心异种器官移植将会践踏人性尊严。另外有人主张将动物器官移植到人体来解决供体缺乏问题，但是被移植的人会不会因此而具有动物的某些特征？即使事实上没有，社会人群是否还把他当做真正意义上的人来看待？被视为“人兽混合体”的人如何在社会中正常生活？这些问题在目前都难以解决，却不得不考虑。

（三）器官移植手术护理的伦理规范

1. 树立新的伦理观，坚持器官移植准入制度

阻碍我国器官移植的首要难题是器官来源匮乏。主要原因是我国人民深受几千年封建思想的影响，普通民众“死要全尸”的观念根深蒂固。即使有人想捐献遗体，其子女、家属、亲友也未必同意。这种传统的生死观，严重束缚着人们的思想，阻碍着人

们捐献器官为他人造福的高尚行为。对于活体供者，坚持符合标准、无任何压力、明确利弊和出于利他动机的情况下摘取器官，尽量避免或减少并发症。对于尸体供者，拒绝捐献往往出于公众的传统观念——保护尸体完整。实际上大多数人并不了解如何摘取器官，经过精心手术摘除器官后，家属见到的遗体形象仍然会完整如常。为了保证尸体器官移植的成功率，人们提出了脑死亡作为死亡标准，这样就可尽早摘取活器官。但是受中国几千年封建思想的影响，人们普遍认为只要有一口气就不能算死亡，即便成植物人，其子女、家属也应日夜守护身旁伺候，社会也应负担一定的医疗费用，这种观念及其做法，给家庭和社会造成了巨大的精神痛苦和物质损失。因此，医务人员在坚持器官移植准则的情况下，应加大宣传力度，消除人们的恐惧感，使我国志愿捐献者的队伍不断壮大。

具有三甲资质的医院或具备三甲医院技术水平的专科医院才能实施器官移植手术，并设置严格验收、评审程序，防止各级医院不考虑自身技术、设备条件盲目上马，给人民生命及财产造成损失。因为此手术属高难度手术，术前准备、术后观察、用药护理都非常关键，任何环节都不能出现问题。

2. 维护“供者”和“受者”利益，坚持知情同意原则

器官移植立法应考虑捐献者的利益，尤其是活体捐献，从人道的角度考虑，社会应为其风险负责。2008 年 5 月，世界卫生组织执委会第 123 届会议讨论了人体细胞组织和器官移植问题，形成了《世界卫生组织人体细胞、组织和器官移植指导原则（草案）》，该草案共包括 11 项指导原则，为以治疗为目的的人体细胞、组织和器官的获得和移植，提供了有序、符合伦理标准并且可接受的框架。因此，护理人员和其他医务人员都应遵照上述准则行事，特别是参与移植的小组成员，对供者、受者和器官分配都要有高度负责的精神。为此，特别强调：对活体捐赠者坚持符合标准、无任何压力、明确利弊和出于利他动机的情况下摘取器官，并尽量避免或减少并发症；对接受者，坚持医疗动机是为了接受者的利益，并尽量争取移植手术成功。同时，护理人员应该做好器官移植手术的护理，这对保证器官移植手术的成功具有重要意义。

现代医学理论认为，活体器官移植对供体的生命健康不会造成损害的论断仅仅是相对而言。在绝对意义上，活体器官移植对供体的生命或健康具有一定损害或至少具有一定损害风险。因此，无论从移植的成功率来看还是从伦理的角度出发，应首先考虑有遗传关系亲属之间的相互移植，然后再考虑其他有利道德观念的志愿者，没有理由责备不捐献和改变捐献初衷的行为。无论怎样，活体器官捐献应以知情同意为前提，供者应该自愿并对失去器官的近期和远期后果都有权知情。

知识链接

《人体器官移植条例》

国务院总理温家宝 2007 年 3 月 21 日主持召开国务院常务会议，审议并原则通过

《人体器官移植条例》,并于2007年5月1日起施行。

会议指出,人体器官移植是医学科学的重大进展,已经成为拯救器官功能衰竭患者的重要手段。制定《人体器官移植条例》,对于规范人体器官移植管理,保证医疗质量和医疗安全,维护器官捐献者、患者、医疗机构及医务人员合法权益,使这项医学成果更好地造福人民群众,具有重要意义。我国将用3年到5年时间建成人体器官移植体系。

《人体器官移植条例》的制定,遵循了世界公认的医学伦理准则和世界卫生组织关于人体器官移植的指导原则,借鉴了国外相关立法经验,与国际通行做法保持一致。《条例》在起草过程中广泛听取了国内外医学、法学、伦理学、社会学、人权等方面专家学者的意见,专门征求了世界卫生组织的意见。《条例》规定:器官捐献必须尊重捐献人意愿,遵循自愿、无偿原则,严禁买卖人体器官;切实保护未成年人,任何组织或者个人不得摘取未满18周岁公民的活体器官用于移植;严格对从事人体器官移植医疗机构的监督管理;严格人体器官摘取、申请和移植各环节的条件和审查程序;明确违法摘取他人器官和非法从事人体器官移植活动等行为的法律责任。

3. 合理分配卫生资源,禁止器官商品化

目前我国器官移植供需矛盾日益突出,供需比现状为1∶150,据统计,我国需要器官移植的患者每年大约有150万人,其中只有约1万人能够做上手术。对器官分配应坚持医学标准和参照社会价值标准,尽量做到公正分配,并且使器官得到最佳利用。同时,依法鼓励器官捐赠,可以扩大器官来源,推动器官移植医学的进步,从而挽救更多人的生命。

我国政府及世界各国都明确规定禁止器官买卖,提倡义务捐献。器官买卖一旦出现,将会导致以绑架、贩卖人口为手段倒卖人体器官的现象。个别人因家庭生活所迫,也可能出卖自己的器官,这些均违反救死扶伤的人道主义精神,容易造成社会混乱。医务人员应坚决抵制。

第三节　特殊患者护理伦理

一、妇产科患者护理伦理规范

1. 高度负责,严肃认真

妇产科工作涉及两代人的安危。因此,妇产科的治疗和护理必须十分谨慎,任何疏忽、拖延和处理不当都会给母婴、家庭及社会带来不良影响。医疗设置要照顾产妇特点,从母婴利益出发,严格制定并执行各项制度。对于妇科性器官疾病的处理与护理要持非常慎重的态度,千万不能因为疏忽而造成某种功能的损伤,特别要考虑患者的性功能、生育功能,尽可能做到既消除病痛又保全功能;既考虑生理治疗又考虑心理因素、社会因素。在检查时,动作要轻柔,做到耐心、细致,避免重复检查。做妇科检查时,态度必须严肃,不能轻浮讥笑。未婚妇女应以肛门指检代替,病情确实需要做妇科检查，必须征得本人同意。为非婚妊娠者做人工流产时，不能刁难、挖苦或粗暴操作，还要保护其名誉。

2. 不怕吃苦，敢担风险

妇产科工作因产妇分娩时间无定，护理人员常常不能按时就餐和休息，加之常与羊水、粪便、污血、恶露等接触，因此，护理人员要有不怕苦、脏、累的精神。妇产科患者病情潜隐，疾病急剧。例如，妊娠合并心脏病突然发生心力衰竭、过期妊娠突然胎心不好、前置胎盘或胎盘早剥突然大出血、先兆子痫突然发生抽搐、分娩时突然发生羊水栓塞、臀先露突然发生脐带脱垂等，这些都需要医护人员迅速判断病因、病况，果断决定实施措施，敏捷进行处理和抢救。如果怕担风险而犹豫或拖延，就会造成不可挽回的损失和后果。因此，护理人员应有当机立断的魄力和敢担风险的精神。

3. 尊重人格，保守秘密

护理人员在工作中与诊疗无关的患者隐私不必过多询问，患者在就医过程中吐露的隐情私事，不得向他人泄露，更不得将其作为闲谈的笑料。妇产科疾病的检查、治疗、护理及健康资料的收集等均涉及女性的隐私，特别是未婚先孕、性功能障碍、性传播疾病等人群常有自责、羞愧等心理。护理人员应尊重患者的人格和隐私权，严格执行保密制度，最大限度地保护服务对象的隐私。而对患者的害羞、恐惧，护理人员首先要表示理解，同时耐心解释妇科检查的必要性及科学性，引导患者认识到生殖器官与其他器官一样，得病时同样需要检查与治疗。对未婚先孕者、性病患者，不能强迫其做违背意愿的检查，对必须做的检查要耐心说明。

4. 和蔼可亲，科学指导

妇产科护理人员要关心患者，举止端庄文静，态度要和蔼，说话要亲切，言行要礼貌。妇科患者的特殊病变部位，使相当一部分妇女出于羞涩心理拒绝就诊而延误诊断治疗；孕、产妇来自社会不同的阶层，有着不同的文化背景与价值观，有的价值观与科学理论明显相悖。护理人员要尊重患者的价值观，在专业理论体系指导下，向孕、产、病妇女传播科学的健康观、生育观、育儿观、保健观，使她们对生命、健康、人体、性、女性等概念有科学的认识，自觉地与传统陋习作斗争，主动接受护理，与医生护理人员密切合作，并为自身和家庭的健康目标寻找解决之道。

二、儿科患者护理伦理规范

案例 3

北京某妇产医院护理人员秦某，因过失杀人罪被判有期徒刑 13 年。秦某是婴儿室的护理人员，担负的工作是给新生儿喂奶、换尿布等。她看不起护理工作，认为成天呆在婴儿室是浪费时间。秦某在婴儿室值班时，曾多次无视护理工作规定，竟把啼哭的婴儿从仰卧位翻为俯卧位，终于铸成大错。有一天，秦某与另一位护理人员一起给

28个婴儿换完尿布后，开始给婴儿喂奶。当她给一名男婴喂奶后，该婴儿仍啼哭不止，再喂奶时婴儿索性不吃奶，只一个劲地哭闹。秦某不请医生给婴儿查找原因，而是将婴儿从仰卧翻为俯卧。她看见另一个女婴也在啼哭，于是又采取同样的办法处置。结果，两个刚出生三四天的婴儿因口鼻被捂，窒息而死。秦某的行为构成了犯罪，并最终受到了法律的制裁。

【思考】

1. 儿科患者护理的伦理规范有哪些？
2. 上述案例给了护理人员怎样的警示？

1. 关爱患儿，情感贴近

患儿因病住院后，陌生的医院环境、疾病痛苦、治疗痛苦，都会使患儿产生紧张、恐惧心理，经常哭闹，拒绝护理治疗。这就要求护理人员态度和蔼，说话温柔，表情亲切，了解他们的生活习惯和爱好，护理人员对他们轻拍、抚摸及搂抱，使其产生如在母亲怀中的安全感，逐渐和他们建立情感，让患儿适应新的环境。患儿需要爱，需要母爱，也需要护理人员的爱。护理人员要在患儿住院与接受治疗期间以爱的行为感化对方，建立和谐的护患关系。护理人员在不影响治疗护理原则的前提下尽量安排家长陪护，用患儿喜闻乐见的方式进行健康知识与行为的传播，进行人际交往的训练和爱的能力的熏陶，变住院的经历为集中接受爱的健康教育过程，使患儿在康复的同时道德行为也得到良好发展，营造适合于患儿康复的医疗环境和心理环境。

2. 细致观察，敬业精业

由于患儿处于生长发育阶段，其免疫力比成年人差，具有发病急、病情变化快的特点。特别是由于小儿患者不善于表达其自身的变化，故儿科护理人员要善于观察患儿病情变化，特别是夜间值班的护理人员不能麻痹大意。儿科护理操作专科性强，时常会遇到家长与亲友的误解，因此，护理人员必须敬业，严格遵守操作规程，慎独自律，精益求精，在实践中勤学苦练，具备扎实的理论基础和专科护理技能；根据患儿临床症状的特点，严密观察，慎思明辨，分析结果，准确判断，最大限度地满足服务患者及学科发展的双重需要。

3. 为人师表，治病育人

儿科护理人员具有治病育人的双重责任。接受治疗或入院对多数患儿是一种新的体验，应当向其详尽解释，如果不加解释或患儿有类似的痛苦诊疗经历，都会使他们将患病治疗等同于被父母遗弃或给予的惩罚，表现出不合作或反抗。患儿对环境的陌生感、对医生护理人员白衣的生疏感都可引发惶惑不安、惊恐焦虑。儿童处于好学好奇的年龄段，护理人员的言谈举止和待人接物的态度都会对其产生潜移默化的作用。护理人员要主动与之交谈，营造和谐轻松的护理氛围，耐心疏导，形成安全信任的护患关系。要加强自身修养，树立良好的职业道德，严于律己，为人师表，为患儿的身心全面康复做榜样。

三、老年患者护理伦理规范

1. 敬重老人，热心帮助

敬重老人是中华民族的优良传统，对老年患者更应如此。老年患者患病后，他们由独立自理、能支配自己的人，突然转变为处处受医院规章制度约束，这种社会和家庭角色的改变必然影响自尊心。这就要求护理人员如同尊敬自己的兄长及父老一样地尊重他们，尊称他们。对他们提出的护理要求和建议，要耐心倾听，认真对待，限于条件做不到的或误会，应耐心诚恳解释，能做到的应尽可能予以满足。对个别语无伦次、答非所问的老人要耐心听取，耐心解释。

老年患者年老体弱力不从心，缺乏自理能力，对诊治措施疑问多，对愈后结果更加关心，心理问题多而复杂。因此，护理人员要热情帮助他们的饮食起居、关心他们的安全、病情和治疗等问题，加强心理护理，使其增强战胜疾病的信心。

2. 耐心细致，做好沟通

老年患者由于感觉、知觉的功能整体性减退，不同程度地影响着信息交流的量与质。护理人员必须掌握老年患者的病理生理特点，细心观察，及早发现并发症，注意病情变化。对老年患者要细致观察，勤巡视，尤其在夜间更应高度重视。在与老年患者交谈中，耐心诚恳，语速适度，语言清晰，语调适中，必要时重复，涉及老年患者隐私的话题不要在公众面前谈论。涉及老年患者健康与治疗护理的合作性问题，一定请对方复述至正确方可确认；鼓励老年人多交谈，倾吐心声，表达愿望，并及时给予回应，必要时辅以面部表情、手势等增进交流效果，以职业诚信获得老年患者的信赖。

3. 真诚平等，审慎周密

老年患者来自四面八方，存在着职务、地位、文化、年龄、性别、性格和经济状况上的各种差异。护理人员对待不同情况的老年患者，无论职位高低、病情轻重、自我护理强弱，均应平等对待，真诚相处。

老年人疼痛阈值高，对疼痛不敏感，容易掩盖很多疾病的体征。又由于老年人基础代谢率低，平时体温偏低，加之老年人体温调节中枢功能减退，即使有发热反应，体温增高也不明显。这就要求护理人员在护理过程中养成审慎、周密的工作作风，才能防止和避免护理差错事故，保证护理质量。为此，护理人员要对患者病情、心理、个性和需要了如指掌，要做到五知：一知患者主诉；二知患者不适；三知患者苦恼；四知患者日常生活的不便；五知患者的心理和社会问题。根据患者的特点，有针对性地加强床边护理和巡视，精心护理。对每一位患者的病情和心理变化都能及时掌握，这样就可以做到审慎、周密的护理，从而提高医疗护理质量。

四、精神病患者护理伦理规范

1. 同情患者，维护权益

由于疾病的原因，精神病患者常出现不正常的举动。因被人们所不解而被疏远，甚至被戏弄、欺凌。精神病患者也是人，而且是更痛苦的人，理应得到人道待遇。除了得到护理人员的关心、帮助外，还要号召全社会的人都来同情、关心、尊重精神病患者，坚决扭转社会上少数人与家庭歧视、虐待和侮辱甚至摧残、折磨精神病患者的现象，使精神病患者获得人间的温暖并尽早康复。

精神病患者属于弱势人群，尽管他们没有能力独立行使其作为患者的各项权利，但仍然具有这些权利。因而要求护理人员必须尊重患者的自主权，在其有部分行为能力时，要听取他们的意见。当他们对特殊的医护措施及试验性临床治疗不能真正理解时，必须征得其监护人的知情同意。

2. 保证安全，保护隐私

针对精神病患者精神失常的情况，护理人员要给予他们更多的照料，按时巡视病房，严守岗位职责，刀、剪、针、绳、带和玻璃制品等危险物品不得遗放在病房，防止发生意外。精神病患者缺少自我保护能力，选择治疗手段时宜温和无害，对自杀、伤人者不得不采用电休克等治疗方法时应严格掌握适应证和禁忌证，并征得家属同意，全力保护患者的安全。对于发现的认知情感异常征象，本着对生命负责的态度向有关人员及时报告，以防发生自伤或伤人。同时，要做好正当的职业防护，防止人身侵犯和人身伤害。

精神病患者护理人员在护理患者的过程中，会了解患者的个人隐私，诸如患者所处的社会地位、家庭背景、家族状况、个人生活经历、婚姻状况、性生活情况以及患病后的病态行为等，要遵守职业道德，为患者保守秘密；在涉及法律和国家安全的情况下，应按法律程序和组织程序提供有关材料。但护理人员由于治疗的需要相互讨论病情是必要的，不属于保密范围。

3. 恪守慎独，钻研业务

由于精神病患者思维和情感紊乱，精神活动失常，生活不能自理，不能对自己的行为负责，既不能正确反映客观事实，也不能对医疗护理工作给予正确恰当的评价。尽管如此，在任何情况下，都应将患者的健康和利益放在首位，护理人员要有高尚道德的自觉性，工作态度始终如一，尽职尽责，忠于职守。精神病患者护理的特殊性，不仅要求护理人员具备精神科专业知识和技能，同时还要有伦理学、心理学、社会学等多学科的相关理论和技能，具备悉心观察、耐心交谈、正确表意和较强组织管理能力，掌握一些运动健身、音乐美术、手工制作的技能，指导患者进行康复训练。

4. 工作严谨，正直无私

保持良好的护患关系是做好护理工作的关键，但是这种关系是同志式的关系。一些精神病患者由于精神失常，易产生“钟情妄想”。所以护理人员在接触异性患者时，态度要自然，举止要稳健，亲疏适度，不应过分热情或有轻浮表现。对患者的财物要认真清查、保管，不能利用患者思维上的错乱向患者索取财物。精神病患者受病态观念的支配，有时可能会对护理人员产生冲动行为，做出各种不合情理的事情和行为，护理人员应该严格要求自己，克制忍让，忍辱负重，做到“打不还手，骂不还口”，不允许采取“以牙还牙”或采取不正当的“治疗”手段惩罚报复患者，决不能做违反道德原则和法律的事情。

五、传染病患者护理伦理规范

1. 忠于职守，无私奉献

在传染病患者的护理过程中，护理人员和传染病患者朝夕相处，要做晨晚间护理、打针、发药、观察病情、抢救危重患者等。特别是要观察、接触和清除具有传染性的分泌物、呕吐物和排泄物等。因此，护理人员除了体力的消耗和精神紧张外，受到感染的机会要比护理非传染病患者多。有人调查长期在传染病区（房）工作的医务人员，鼻咽部培养常有金黄色葡萄球菌或铜绿假单胞菌。还有人调查某医院肝炎组，患过肝炎的达 70%。以上说明，是否热爱传染病护理工作和具有敬业奉献精神是对护理人员的职业考验，也是首要的道德要求。

2. 预防为主，防治并举

“预防为主、防治并举”是我国卫生事业的重要方针，在贯彻这一方针中，从事传染病防治工作的护理人员负有重大的责任。如何预防传染病的发生，一旦发生又如何控制其发展、流行，具有极大的社会意义。一般疾病的护理关系到医疗质量的高低和患者的安危，传染病的护理除此而外，由于传染病具有传染性的特点，护理工作的质量不仅关系到患者，而且关系到护理人员自身和其他工作人员及社会人群的健康。如有些护理人员不严格地执行隔离消毒制度，在护理伤寒、麻疹、水痘、肝炎过程中，自己也染上了同样的疾病，更甚者有些医院发生严重的交叉感染等。这不仅影响护理工作的正常进行，也使护理人员、患者的健康受到损害，进而也使其他患者、其他医务人员、家庭和社会产生紧张、恐惧心理。因此，预防为主、防治并举是传染病护理中的一项重要的伦理规范。

3. 规范操作，防止传染

传染病防治工作是对患者本人负责，更是对环境和社会人群负责，护理人员要尊重科学，规范操作，严格执行隔离消毒制度，有效切断传播途径，认真遵章守纪，一丝不苟高度负责，慎独缜密相互监督，在护理工作中注重自身防护，做好职业暴露防护和职业风险防范。

4. 加强宣传，报告疫情

护理人员在做好传染病治疗和护理工作的同时，应主动承担健康教育者的社会角色。广泛宣传传染病的预防知识，大力倡导健康的生活方式，提高人们的风险意识；对患者的相关知识、态度、行为进行连续性评估；对传染病患者抑郁、适应性障碍、自杀倾向、焦虑等心理反应予以疏导；教育其正确理解疗效和局限性，防止因为有药可用而放纵危险的个人行为。

传染病疫情报告是每一位护理人员的职责。《中华人民共和国传染病防治法》使传染病的防治工作有章可循、有法可依。护理人员要熟知法律条款，一旦发现传染病患者、疑似患者或病原体携带者，根据其具体情况立即采取相应的防护措施，迅速、准确、及时、全项填报传染病疫情报告卡，及时向医疗管理部门和当地疾病控制中心报告疫情，杜绝迟报、漏报、瞒报和谎报。

小　　结

- 临床护理伦理
  - 门诊、急诊护理伦理
    - 门诊护理的特点及其伦理规范
      - 门诊护理的特点
      - 门诊护理的伦理规范
    - 急诊护理的特点及其伦理规范
      - 急诊护理的特点
      - 急诊护理的伦理规范
    - 危重患者抢救的护理特点及其伦理规范
      - 危重患者抢救的护理特点
      - 危重患者抢救的护理伦理规范
  - 手术护理伦理
    - 普通手术护理及其伦理规范
      - 普通手术护理的特点
      - 普通手术护理的伦理规范
    - 整形外科手术护理及其伦理规范
      - 整形外科手术护理的特点
      - 整形外科手术护理的伦理规范
    - 器官移植手术护理及其伦理规范
      - 器官移植概述
      - 器官移植的伦理问题
      - 器官移植手术护理的伦理规范
  - 特殊患者护理伦理
    - 妇产科患者护理伦理规范
      - 高度负责，严肃认真
      - 不怕吃苦，敢担风险
      - 尊重人格，保守秘密
      - 和蔼可亲，科学指导
    - 儿科患者护理伦理规范
      - 关爱患儿，情感贴近
      - 细致观察，敬业精业
      - 为人师表，治病育人
    - 老年患者护理伦理规范
      - 敬重老人，热心帮助
      - 耐心细致，做好沟通
      - 真诚平等，审慎周密
    - 精神病患者护理伦理规范
      - 同情患者，维护权益
      - 保证安全，保护隐私
      - 恪守慎独，钻研业务
      - 工作严谨，正直无私
    - 传染病患者护理伦理规范
      - 忠于职守，无私奉献
      - 预防为主，防治并举
      - 规范操作，防止传染
      - 加强宣传，报告疫情

思考题

1. 门诊、急诊护理的伦理规范各有何要求?
2. 门诊、急诊护理各有何特点?
3. 普通手术护理、整形外科护理、危重患者抢救有哪些伦理规范?
4. 器官移植的含义及伦理规范有哪些?
5. 特殊患者护理有哪些伦理规范?

(张敬春　刘永恩)

第五章　社区卫生保健和康复护理伦理

学习目标

1. 掌握社区卫生保健的护理伦理规范。
2. 熟悉家庭病床的内容及其护理伦理规范。
3. 掌握预防接种的定义、范围及其伦理规范。
4. 了解健康教育的定义、主要内容。
5. 能够正确阐述健康教育的伦理规范。
6. 掌握突发公共卫生事件的定义、分级、特点。
7. 熟悉突发公共卫生事件的应急处理。
8. 了解康复护理及自我护理的伦理规范。

案例 1

患者张某，女性，24岁，由于在上班途中骑车时与汽车发生碰撞，造成双下肢粉碎性骨折，在专科医院进行手术治疗后好转，转入所在社区卫生院继续康复治疗。患者车祸前职业为舞蹈教师，身材苗条、下肢修长。遭遇车祸后虽能够借助助行器行走，但行动仍十分不便，且手术后双下肢不等长6 cm，造成患者的工作停滞、生活需他人照料，这些给患者带来了巨大的心理压力，其经常出现悲观、焦虑、恐惧等不良情绪，甚至表露出厌世念头。

【思考】

1. 康复护理的伦理规范是什么？
2. 护理人员如何帮助患者摆脱不良情绪？
3. 帮助患者进行自我护理时应注意哪些问题？

第一节　社区保健和家庭病床护理伦理

大力发展社区保健是中国医疗卫生体制改革的重要组成部分，《中共中央国务院关于卫生改革与发展的决定》(中发〔1997〕3号)中明确提出“积极发展社区卫生服务，逐步形成功能合理、方便群众的卫生服务网络。”

一、社区保健及其伦理规范

(一) 社区

“社区”一词起源于德国社会学家弗第南德·托尼斯于1887年所著的《社区与社会》一书，他认为社区是“在自然意志的基础上，以血缘、地缘及心理状态形成的社会有机整体”。

世界卫生组织(WHO)认为“社区是由地域、价值体系及利益关系决定的社会群体。群体成员间相互影响、相互作用，并在特定范围内表现出独特的社会规范、社会观念、社会利益及社会价值体系。”在城市，社区以街道、小区为基本单位；在农村，社区以乡镇、村为基本单位，社区的服务对象是本区域内的全体居民。

(二) 社区保健

社区保健是综合性的社区定向卫生保健服务，即以全科医生为主体，以提高社区人群健康水平为目标，面向城乡基层组织，为社区内居民提供预防、治疗、护理、康复、健康保健、卫生宣教、计划生育等一系列方便、快捷、持续、有效的综合卫生服务。《中共中央国务院关于卫生改革与发展的决定》指出，基层卫生机构要以社区、家庭为服务对象，开展疾病预防、常见病与多发病的诊治、医疗与伤残康复、健康教育、计划生育技术服务和妇女儿童与老年人、残疾人保健等工作。

(三) 社区保健护理的特点和内容

1. 社区保健护理的特点

(1) 广泛性：社区护理服务对象是社区内全体居民，社区护理人员应为本区域内每一户家庭中的每一位居民(包括健康的及患病的)提供卫生保健护理。服务的形式可以是个体的，也可以是群体的，如可以进入居民家庭进行家庭病床的一对一护理服务，也可以面向区域内全体居民举办健康教育讲座。通过对社区护理服务的综合分析，社区护理人员可以发现本区域内群体的健康问题及健康需求。

(2) 持续性：一个人的健康状态是连续的动态的，不管是健康人还是患者在一生中的每一个时期都需要保健，这就决定了社区护理工作必须是连续的。社区居民不断出现的新的健康问题要求社区护理工作不能间断，社区护理人员应长期、连续地为社区居民提供早期诊断、早期治疗、预防疾病、健康保健等综合、持续、全面的整体护理。

(3) 综合性：社区居民的疾病多样、病情复杂，部分老年人甚至身患多种慢性疾病，这给社区护理人员的工作带来了更高的要求。社区护理人员不仅需要具备各专科护理学的理论知识和技能，还需要具备预防医学、公共卫生学、人文学等各相关学科的理论知识和技能，为社区居民进行全方位的综合护理服务。

(4) 独立性：由于社区居民病情的特殊性，社区护理人员有时需要独自深入居民家庭进行护理服务，这就要求社区护理人员运用自身具备的知识、技能，独立、自主地对居民健康状态进行整体判断、分析，并制定护理计划及提出护理措施。为患者进行的护理治疗往往由社区护理人员独立完成，包括对患者的解释沟通、物品准备、实施护理操作、医疗垃圾处理等，这要求社区护理人员具有较强的应变能力、独立思考能力及解决问题的能力。

2. 社区保健护理的内容

（1）重视健康教育，加强家庭访视：健康教育是社区保健护理工作的重要组成部分，社区护理人员应努力提高人们的健康意识及自我保健能力。积极普及基本医学知识及营养知识，教育、引导人们摒弃迷信，培养良好的个人卫生习惯，形成科学合理的生活方式，积极参加健身活动，增强心理素质。针对重点人群推进家庭访视的制度化，为社区人群上门服务，使群众真正享受到方便、快捷、有效的护理，进一步促进其健康水平的提高。

（2）关注重点人群，促进全民健康：社区保健的重点人群即社区内的婴幼儿、妇女、老年人等。根据重点人群各自的特点及生长规律，开展有针对性的指导及护理，围绕多发病、常见病为其提供形式多样的健康保健服务，如举办健康教育讲座、发放卫生手册、上门指导、预防接种等。

（3）紧抓预防保健，强化计划生育：应深入、持久地开展饮食安全、卫生指导工作，引导社区群众养成良好的饮食习惯。全面实施社区内居民预防接种，重视安全注射、查漏补缺等工作。对外来人员应主动积极地联系、指导，防止传染病蔓延。协助当地卫生部门进行传染病疫情报告、监测和流行病学调查等工作。努力普及计划生育知识，对重点家庭给予一对一指导。做好孕期、围生期的知识普及、技术指导及咨询服务等工作，降低孕产妇、婴幼儿的发病率及死亡率。

（4）提升应急救护，优化康复支撑：加强社区护理人员的应急救护能力。社区居民突发危重病情时，社区护理人员应能够提供快速而及时的紧急救护，为上级医院进一步救治争取时间。为出院后仍需在家疗养者提供足够的康复场所及器械，并给予康复技术指导。强化社区康复支撑能力，使社区居民在本社区内就能享受到科学、正确的康复治疗，加快患者器官、功能的恢复，进而重返社会。

（四）社区保健护理伦理规范

1. 礼貌热情，真诚奉献

社区居民人数众多，教育背景、经济水平、年龄层次、道德修养、文化信仰各不相同，再加上病情各有轻重、对健康和疾病认识存在差异，社区护理工作中难免会遇到一些沟通、交流等问题，需要社区护理人员具备职业道德水准，用真诚、热情的服务态度，礼貌周到地为社区居民提供优质的社区护理。

2. 爱岗敬业，恪尽职守

护理工作的对象是人，社区护理同样如此。社区居民病情复杂，种类繁多，使得社区护理工作的难度进一步加大。同时，由于社区保健护理是一项长期工作，社区护理人员有时会遇到一些棘手问题，比如社区居民的不理解、不信任、不合作等。因此，社区护理人员必须具备坚定的工作信念，兢兢业业地做好本职工作；遇到挫折时能端正态度、正确对待。只有把本职工作做到一丝不苟，才能获得社区居民的认可和肯定。

3. 精益求精，不断提升

社区保健护理人员在日常工作中常常需要重复简单而枯燥的技术操作，这些工作看似简单，但若因此而放松警惕，必然存在隐患。医疗工作的特殊性决定了任何一名医疗工作者都不能在工作中出现打错针、发错药等严重护理事故。社区护理人员应运用科学、合理的工作方法认真对待任何一件细微的事情，严格遵守护理规范，不断提升技术水平，真正做到对广大人民群众的健康和生命负责。

4. 严于律己，廉洁奉公

由于社区保健护理工作面向基层，独立性强，上级督查时间不规律。这时就更需要社区护理人员充分发扬慎独精神，做到监督与不监督一个样，对工作认真负责，对自己要求严格。部分社区护理人员工作出色，得到了社区居民的广泛认可，社区居民为了表达谢意，有时会对社区护理人员进行物质感谢，社区护理人员应该秉承廉洁奉公的精神，遵纪守法、不谋私利，对居民们的好意婉言谢绝。

案例 2

患者刘某，男性，56 岁，6 个月前被诊断为白血病晚期，在综合性医院经保守治疗后效果不佳。家属考虑到家庭经济拮据以及来往医院不便，提出将患者带回家里继续对症治疗。现患者反复出现不规则热、腹泻、四肢僵硬、左眼视力下降、呼吸增快、皮下多处淤血、淤斑。平时由老伴照料其生活，唯一的女儿因上班不能经常陪伴。

【思考】

1. 针对该患者的家庭病床护理包括哪些内容？
2. 如何体现家庭病床护理的伦理规范？

二、家庭病床护理及其伦理规范

自 20 世纪 70 年代起，国内的家庭病床逐步建立。在家庭病床的医疗人员组成中，护理人员占据相当比例，担负了重要任务，并使家庭病床成为社区护理的主要形式。虽然到现在，家庭病床已经过了几十年的发展历程，但仍远远不能满足社区群众的需求。因此，家庭病床的积极推进及完善发展仍将是社区护理改革发展的目标及方向。

1. 家庭病床的定义

家庭病床是以家庭为治疗和护理的场所，由医疗单位选择适宜在家庭中进行治疗、管理或康复的病种而就地建立的病床。家庭病床的建立对患者有诸多优点，患者在自己熟悉的环境中接受治疗，心理状态较稳定，经济支出减少，便于家属看护、探视。

2. 家庭病床的范围

我国卫生部于 1984 年 12 月颁布的《家庭病床暂行工作条例》第七条规定：医院一

般只在所负责的地段内建立家庭病床。家庭病床收治病种的范围，应由各级医疗单位根据自身的医疗条件和技术水平确定。常见的有以下几类。

（1）病情适合在家庭医疗的老年病、常见病、多发病患者。

（2）出院后恢复期仍需治疗、康复的患者。

（3）老弱病残到医院连续就诊困难的患者。

（4）适合家庭病床治疗的部分妇产科、传染病、职业病、精神病患者。

（5）晚期肿瘤需要支持治疗和减轻痛苦的患者。

对在门诊看病困难而不需要长期住院的慢性患者，要做好望诊工作，可不建床。

3. 家庭病床护理的内容

（1）严格遵守医嘱，按时为患者注射、输液、灌肠、吸氧、吸痰等各项护理操作，并提供上门服务。

（2）认真执行护理操作规范，严格查对制度。

（3）定时观察患者病情变化，对病情改变者应及时汇报医生并尽快作出处理。

（4）根据所患疾病作好相关知识的健康宣教，讲解卫生知识；向患者及家属说明注意事项，并告知如何发现异常情况及处理方法，避免意外事故的发生。

（5）指导患者家属做好日常照护工作及简单的护理技术，在病情允许的前提下，教会患者自我护理的方法。

（6）若发现传染病疫情，应及时上报上级卫生部门，做好疫情记录，并协助患者家属做好消毒隔离工作，防止传染病蔓延。

（7）如遇患者发生紧急情况，应立即赶到现场并给予基本救护，及时通知医生，作好送医院进一步抢救治疗的准备。

（8）心理护理：护理人员应关心家庭病床患者的精神状态，积极给予心理支持，减轻患者的不良情绪。

4. 家庭病床护理的特点

（1）护理内容广泛：医院内的护理人员分工较细、专科性强。与工作场所在医院的护理人员不同，社区护理人员为家庭病床的患者提供护理时工作内容更广泛、更全面、更复杂。家庭病床的患者所患疾病各不相同，同时由于社区护理人员为家庭病床患者服务时往往是单独工作，并无助手；因此，患者的所有护理问题几乎均需要社区护理人员一人完成。社区护理人员需要独立面对各种复杂病情，完成各专科护理操作。同时，社区护理人员还需要向患者及其家属讲解卫生知识、完成健康宣教，并教会他们简单的护理操作技术，提高患者自我护理的能力。

（2）护患关系密切：社区护理人员在为家庭病床患者护理时深入到患者家里工作，这常常使患者感到亲切而温暖。社区护理人员相对固定，服务对象也往往有各自分工区域，护理人员与患者间都十分熟悉，因此，社区护理人员与患者间的关系是长期而稳定的。在与患者的密切接触中，社区护理人员可以对患者进行全方位的观察，根据患者的病情特点、心理状态、环境条件提出具有针对性的护理措施，使患者的满意度进一步提高。同时，家庭病床的护理工作往往还需要患者及其家属的参与，社区护理人员根据他们的建议制定护理计划，这使“共同参与型”的护患关系模式得到充分体现。从而大大调动患者及家属的积极性，两者相互促进，护患关系更趋和谐。

(3) 职业道德要求高：家庭病床的患者病情轻重各异、病种多样，社区护理人员需要为患者提供综合性的服务，涉及的知识面广泛，社区护理人员必须具备娴熟的护理操作技术及扎实的理论知识，才能使患者对护理工作感到满意。个别患者由于病情本身的原因而情绪低落、态度冷漠，甚至有时社区护理人员成为了他们发泄情绪的对象。这时，社区护理人员必须牢记职业道德要求，充分理解患者，不与患者发生冲突，婉转安抚患者，使其情绪稳定，积极配合治疗和护理。

5. 家庭病床护理的伦理规范

(1) 尊重人格，热情待人：设立家庭病床的患者往往年龄较大，各种感官能力下降，造成部分患者不善表达感情、反应较慢、行动迟缓。社区护理人员不应因此对患者产生厌烦情绪，应认识到这是老年人的生理变化规律。在工作中努力、积极地通过热情态度、关切语气，向患者表达尊重；用专业的技术、周到的服务赢得患者的满意。

(2) 严守规章，一丝不苟：在家庭病床社区护理工作中，社区护理人员要独自前往患者家中工作，身边缺乏同行监督，易使工作人员产生马虎大意的心态。若在为患者进行护理操作时，未严格遵守护理操作规范或违反了无菌原则可能会加重患者病情甚至导致严重后果，因此，社区护理人员在工作中必须对自己的操作严格要求、力争做到一丝不苟，避免对患者造成医源性伤害。

(3) 相互协作，密切配合：由于家庭病床场所的限制，社区护理人员为家庭病床的患者护理时往往需要患者或家属协助和配合。和谐的护患关系对护理工作能否顺利完成起至关重要的作用。社区护理人员应主动与患者及其家属建立融洽、亲切的人际关系，消除偏见、减少误会。双方互相信任、密切配合，共同为提高患者的健康水平而努力。

(4) 信守承诺，按时服务：与医院内护理工作的集中管理不同，家庭病床的患者在地理位置上及护理管理上较分散。这就使家庭病床的护理工作在时间上存在一定的不确定性。但社区护理人员应时时站在患者的角度考虑问题，处处为患者着想。对患者作出的承诺必须严格信守，不管刮风下雨都应先想到患者焦急的心情，做到准时准点为患者上门服务。

(5) 言行谨慎，保护隐私：社区护理人员应恪守职业道德，注意保护患者隐私。在深入患者家庭工作的同时，社区护理人员由于工作的需要，可能主动或被动地获知了患者家庭的人际关系、经济状况、工作背景、个人隐私等相关信息。社区护理人员应严格恪守职业道德，不可对他人散布患者的隐私，给患者带来心理上的伤害；也不可参与家庭矛盾，激化患者家庭关系。

知识链接

1984 年 9 月，卫生部在天津召开全国家庭病床工作经验交流会，修改讨论了《家庭病床暂行工作条例》。条例明确提出“家庭病床是医疗单位对适合在家庭条件下进行检查、治疗和护理的某些患者，在其家庭就地建立的病床，并坚持普及与提高相结合、中西医结合，医疗、预防、保健、康复相结合的方针。”

条例规定，家庭病床的主要任务是“做好对建床患者的医疗服务；扩大预防，开展健康体检、疾病普查、防治疾病；开展家庭条件下的康复医疗；宣传、普及防治疾病、家庭医学保健知识；选择适当病种进行疗效观察，研究治疗、预防和康复措施，不断加以总结。”

第二节　预防接种和健康教育伦理

一、预防接种及其伦理规范

预防接种通过接种疫苗使机体产生免疫，保护个体或群体免受传染病的危害，控制传染病的流行及扩散，是传染病综合性预防的重要措施，也是控制乃至消灭传染病的有效手段。因此开展预防接种，是做好预防免疫工作、提高人民健康水平的重要保障。

1. 预防接种的定义

预防接种是指选择适宜的途径将人工制备的疫苗类制剂（抗原）或免疫血清类制剂（抗体）接种入机体，使机体在不发病的情况下产生对某种传染病的特异性自动免疫或被动免疫。

2. 预防接种的范围

预防接种的范围从广义上来说应包括所有疫苗的接种，可分为社区免疫及医院内治疗免疫。而社区免疫主要是指儿童计划免疫、成人常规免疫和应急免疫，其中儿童计划免疫又是社区内免疫防治工作中的重中之重。

3. 预防接种的伦理规范

（1）立足本职，任劳任怨：预防接种工作范围广、人数多，部分落后地区医疗设施简陋、人手缺乏。这些都给预防接种工作带来了很大困难，也易使社区群众对预防接种工作人员产生不满情绪。预防接种工作者必须深刻认识到预防接种工作的重要性及对国家、对个人的意义，立足本职工作，克服重重困难，主动消除患者的误解，将预防接种工作长期、稳定、安全地进行下去。

（2）答疑解惑，态度热情：被接种的人群很大一部分为儿童，家长们对子女身体健康状况十分重视，由于缺乏专业知识，他们在孩子接种疫苗时存在许多疑问，这时工作人员应主动为他们解惑答疑，消除忧虑，不厌其烦地解释接种疫苗的目的、作用、有效期、费用等相关问题，使他们放心接受预防接种。

(3) 公平对待，一视同仁：接种人群来自四面八方，有教育水平高的、也有教育水平低的；有家庭经济富裕的、也有家庭经济贫困的；有社会地位高的、也有社会地位低的；有本地人群也有外地人群，工作人员不应对教育水平低、家庭贫困、社会地位低或外地人员产生排斥心理，对民工、农民表现不尊重，而应一视同仁，公平对待。

(4) 科学严谨，杜绝差错：社区内人口众多，预防接种工作量大，每一个被接种者年龄、健康水平、以往接种情况各异。因此，在接种时工作人员必须严格遵照工作规章制度，熟练掌握接种技术，做到对接种者、接种疫苗、接种时间、接种方式等一一查对，根据接种者自身情况作出合理安排，防止医疗差错，避免造成不良后果。

(5) 密切观察，避免意外：预防接种部门应加强对接种人员的检查督导、积极完善接种门诊的工作规范、建立健全登记制度、开展形式各异的宣传教育，减少不良反应的发生。预防接种人员应熟练掌握预防接种的禁忌证、不良反应等专业知识，认真、准确接种，接种后密切观察不良反应，向接种者主动嘱咐注意事项及在回家后出现不良反应的处理办法，以减少意外发生。

二、健康教育及其伦理规范

20 世纪 80 年代，我国提出把健康教育作为预防医学的重要内容，将做好健康教育作为发展卫生事业的重要项目及深化医疗卫生改革的重要方面长抓不放。我国执业医师法相关条例也明确指出，医师有义务对患者进行健康教育，并应积极宣传预防保健知识，努力提高人民健康水平。

1. 健康教育的定义

健康教育是指通过组织各种形式的有目的、有计划、有系统的教学互动活动，增加人们的健康知识，促使人们养成健康的生活方式，自愿地采用有益身心的健康行为，消除或减少影响健康的不良因素，降低发病率、残障率及死亡率。

2. 健康教育的主要任务

(1) 协助个人、国家、社会建立对预防疾病、促进健康的认同感及责任感。

(2) 促进人们正确选择健康的生活方式，增强自我保健能力。

(3) 提高个人、群体对健康的认识水平，形成科学的健康观。

(4) 预防或减少疾病、残疾和死亡的发生。

3. 健康教育的主要内容

2005 年 4 月，卫生部出台了《全国健康教育与健康促进工作规划纲要（2005—2010 年）》，纲要提出，健康教育应主要包括建立和完善适应社会发展的健康教育与健康促进工作体系、重大疾病的健康教育与健康促进、广泛开展健康教育与健康促进、重点人群健康教育与健康促进等工作内容。

4. 健康教育的伦理规范

(1) 健康教育者应切实履行法律义务，充分合理地利用现有卫生资源，积极主动地开展形式多样、内容丰富的健康教育，努力提高人民健康知识水平。

(2) 深入农村及社区等基层组织，把健康教育作为初级卫生保健工作的重要内容，积极完善卫生保健体系。

(3) 严于律己，精益求精。注重提高自身教学水平，丰富教学内容，与人民群众建立和谐、密切的人际关系。

第三节　突发公共卫生事件应急护理伦理

案例3

永远的白衣战士——广东省中医院护士长叶欣

2003年4月16日《健康报》发表了《永远的白衣战士——追记广东省中医院护士长叶欣》的通讯，讲述了叶欣护士长不顾个人安危顽强抗击“非典”的感人事迹。

2003春节前后，一种病因未明的非典型肺炎开始在广州一些地区流行。叶欣身先士卒，从2月8日便开始加班。2月24日，对于叶欣来说是一个紧张而又寻常的日子。自从急诊科出现“非典”患者以来，她已经没有节日或周末的概念了，可急诊科有太多的事需要她，她放不下。上午，一位疑似肠梗阻的急腹症患者前来急诊，需要紧急手术，而经检查这是一位“毒”性极大的非典型肺炎重症患者！叶护士长与专家组的成员迅速展开了抢救工作，终于把患者从死亡线上拉了回来。可“非典”病毒就在这个时候闯进了已经在一线连续奋战了好多天的叶欣身体。

2003年3月25日凌晨1:30，就在叶欣最后所抢救的，也是传染给她“非典”的那位患者健康出院后不到一个星期，叶欣永远离开了她所热爱的岗位、战友和亲人，享年47岁。她倒在了与非典型肺炎昼夜拼搏的战场上。她爱人眼含热泪，他对前去采访的记者说：“其实，叶欣是知道这次抗击‘非典’的危险的。她病倒前两周，我们连周末去老人那的聚餐都取消了。当病魔袭来时，叶欣是迎着上去的。她没有当逃兵，我们为她骄傲！”

【思考】

1. 突发公共卫生事件中护理人员的责任是什么？
2. 突发公共卫生事件的应急护理伦理规范有哪些？
3. 你从叶欣身上学到了什么精神，今后在工作中如何发扬这种精神？

一、突发公共卫生事件及护理人员的责任

1. 突发公共卫生事件的定义

突发公共卫生事件(简称突发事件)是指突然发生的、已经造成或可能造成严重危

害广大人民群众的重大传染病疫情或群体性不明原因疾病(包括食物中毒及职业中毒等),以及其他严重损害人民健康的卫生事件。

2. 突发公共卫生事件的分级

突发公共卫生事件根据性质、范围、危害一般分为特大突发事件、重大突发事件及一般突发事件三级。

特大突发事件是指人数多、范围广、危害大,在相对集中的地点及时间发生,发病率或死亡率远超一般水平,涉及多个省市,并有扩散趋势的特大疫情流行,如鼠疫、SARS、人感染高致病性禽流感等严重传染病流行事件。

重大突发事件是指影响较大、在较大范围内发生的疫情扩散事件,在相对集中区域出现 50 人以上有共同临床表现的患者或 1 例以上死亡病例,并有扩散趋势的突发卫生事件,如食物中毒或职业中毒。

一般突发事件是指在局部地区发生,波及范围较小,一般指在一个县(市)行政区域内出现 10 人以下病例,并未出现死亡病例的突发卫生事件。

3. 突发公共卫生事件的特点

(1) 突发性:突发公共事件成因多样,比如严重传染病、自然灾害、食物中毒、职业危害等。因此,事件的发生存在极大的不确定性。2003 年发生的 SARS 危机以及 2008 年发生的汶川大地震都让人们猝不及防,造成国家和人民群众的极大损失。在人类对自然界进行不断探索的同时,自然界也在发生着各种变化,如病毒、细菌不断变异,出现了人类以前并未认知的各种新菌种、新病毒,某些自然灾害(如地震)现阶段还不能做到中长期预测,这些都给卫生防疫带来了严峻的挑战。

(2) 群体性:突发公共卫生事件波及范围广、涉及人数多,某些传染病具有高传染性、高致病性,如近几年发生的 SARS 事件。而世界正处于全球化时代,各种方便快捷的交通工具使人们在世界各地穿梭自如,这为疫情的传播提供了途径,使其范围可迅速扩散到多个国家和地区。在疾病流行期间,社会群众易产生心理恐慌,乃至引发全球性的公共危机,如近几年的甲流、人感染高致病性禽流感等。

(3) 危害性:突发公共卫生事件的发生对整个社会的影响是多方面的,不仅危害人民群众的健康,常常还会影响社会稳定、造成经济损失。如 2003 年的 SARS 事件不仅造成 7 747 人患病,829 人死亡,还使人民群众形成心理危机,旅游业、服务业、商业遭受重创,给国家、个人带来的损失难以计数。

(4) 紧迫性:突发公共卫生事件的发生难以预测,往往在人们毫无准备的情况下发生。同时在空间、时间上相对集中,涉及人数多、范围广,对人民群众的健康危害大,在短时间内需要的医务人员数量大。因此,各级卫生部门必须迅速作出反应,立即启动应急预案,及时展开救治工作,在第一时间掌握疫情、病情、伤情,做到早发现、早报告、早隔离、早治疗,力争最大限度减少损失。

4. 突发公共卫生事件的应急处理

2003 年 5 月 7 日国务院第 7 次常务会议通过了《突发公共卫生事件应急条例》,并公布施行。《条例》中规定,医疗机构工作人员对全国突发事件的应急处理应当包括以下内容。

(1) 参加突发事件应急处理的工作人员，应当按照预案的规定，采取卫生防护措施，并在专业人员的指导下工作。

(2) 对因突发事件致病的人员提供医疗救护和现场救援，对就诊患者必须接诊治疗，并书写详细、完整的病历记录；对需要转送的患者，应当按照规定将患者及其病历记录的复印件转送至接诊的或者指定的医疗机构。

(3) 对传染病做到早发现、早报告、早隔离、早治疗，切断传播途径，防止扩散。

5. 突发公共卫生事件中护理人员的责任

(1) 及时掌握医疗机构突发公共卫生事件监测报告。

(2) 遵照上级卫生部门指令集结，迅速赶赴指定地点或医疗机构，及时实施医疗救援。在救治过程中严格执行护理技术操作规范。

(3) 加强职业防护，严格执行消毒隔离制度。

(4) 积极协助调查流行病学及采集实验室样本。

(5) 重视卫生应急培训与演练，做到熟悉应急救治方案、正确掌握诊疗常规和相应护理操作技能。

(6) 积极开展对广大人民群众的卫生防疫健康教育与卫生宣传。

(7) 认真做好免疫预防相关工作。

(8) 注意尊重患者知情权，保护患者隐私。

二、突发公共卫生事件应急护理伦理规范

1. 无私奉献，勇于献身

发生突发公共卫生事件地区的环境往往条件艰苦、设备有限，护理人员需要克服种种客观困难才能完成工作任务；在恶性传染病流行期间，甚至还需冒着个人安全受威胁的风险。但医务人员必须谨记为人民服务、救死扶伤的天职，时刻站在患者的角度，把患者的利益放在第一位，运用自身的专业技术挽回更多的生命，保护人民的健康。

2. 恪守职责，满腔热忱

唐代名医孙思邈在《备急千金要方》中写道“凡大医治病，必当无欲无求，誓愿普救含灵之苦。不得瞻前顾后，自虑吉凶，护惜身命。昼夜、寒暑、饥渴、疲劳，一心赴救。”医务人员应充分发扬人道主义精神，想患者之所想，急患者之所急。护理人员须具备爱岗敬业、忠于职守的精神，满腔热忱地投入到突发公共卫生事件的救治工作中去，任何贪生怕死、临阵逃脱的行为都是为人民所不齿的。2003 年 SARS 时期及 2008 年汶川大地震中涌现出了一大批英勇崇高的优秀护理人员，如因抗击 SARS 而无私献身的广东中医院护士长叶欣等人是我们终生学习的榜样。

3. 科学审慎，贯彻法制

突发公共卫生事件成因复杂、难以预测，医务人员需沉着冷静，用科学、正确的方法认真分析事件形成原因，仔细研究解决方案，本着对国家负责，对人民负责的态度，

积极贡献自己的力量。在SARS期间，胡锦涛同志说过“要夺取同疫病斗争的胜利，最关键的是要充分发挥科学技术的重要作用”。在处理突发公共卫生事件时，我们应发扬实事求是、精益求精的精神，充分利用先进的科学技术，大力加强检测技术、防治方法、疫苗研究工作，有效保障人民群众的生命财产安全。另一方面，医务人员应充分认识到在突发公共卫生事件的特殊时期，认真贯彻法制原则意义重大，法律法规的保障对控制疫情、稳定社会、尽快恢复生活秩序均起着至关重要的作用。护理人员应认真学习、执行《突发公共卫生事件应急条例》，优先保护公共利益，最大限度减少由突发公共卫生事件引发的社会损失。

第四节　康复护理和自我护理伦理

一、康复护理及其伦理规范

1. 康复护理的含义

康复护理是指立足总体康复医疗计划，为达到全面康复的目标，通过与其他康复专业人员密切配合、共同协作，护理人员对伤病者、伤残者进行专业的护理及康复功能训练，以减轻伤残、预防继发伤残、恢复功能，帮助其重返社会的一系列专业护理活动。

2. 康复护理的内容

(1) 评价患者伤病、伤残状况，制订康复护理计划。

(2) 全程参与患者康复工作，提供专业护理服务。

(3) 指导、协助患者进行肢体功能锻炼，最大限度恢复其自理能力。

(4) 预防继发性伤残及并发症，在患者活动过程中加强保护。

(5) 指导、训练患者使用假肢、矫形器、步行器等康复工具，加强康复相关知识的健康宣教。

(6) 心理护理。

3. 康复护理的特点

(1) 持续性：康复护理的服务对象大多是慢性病患者或伤残者，帮助这些患者康复需要一个长期的过程，护理人员需投入大量的时间和精力，持续、不间断地为患者进行康复治疗才能达到满意的效果。在住院期间经过系统的治疗后，患者出院后仍应坚持康复锻炼，保持治疗效果，康复护理人员应该加强家庭访视，提供上门指导，最大限度地促进患者健康水平、提高其生活质量。

(2) 协作性：康复护理是现代护理中一个较新的领域，与其他专科护理不同，康复护理强调医疗人员之间更为紧密的协作。医生、康复治疗师以及护理人员需要组成治疗小组，相互探讨、共同制定治疗计划，针对每一个康复患者的病情提出科学合理且切合实际的康复方案，由小组成员互相配合，分头实施，共同实现促进患者康复的目的。

(3) 全面性:康复的最终目标是全面康复,包括生理功能、心理状态以及社会适应能力。护理人员在帮助患者恢复机体功能的同时,必须注意到很多患者存在不同程度的心理问题,心理护理是康复护理的重要组成部分。对患者进行康复治疗时,护理人员应通过心理疏导、健康咨询等方式消除患者不良情绪,积极维护其情绪稳定与心理平衡。康复患者的理想状态是经过康复治疗后能重返社会、回归家庭、甚至参加工作,护理人员应尽最大努力使患者增强社会适应能力,改善生活质量,提高健康水平,帮助其实现自我价值。

4. 康复护理的伦理规范

(1) 尊重理解,关怀帮助。

先天性的伤(病)残者长期承受着巨大的压力,部分日常生活无法自理、旁人异样的眼光、不易融入社会主流都会给他们带来常人难以体会的痛苦。后天性的伤(病)残者由于意外的伤病突然中断了正常的学习、生活和工作,这种挫折不但使其躯体遭受折磨,致残的变故还造成他们的内心痛苦万分。据调查,无论是先天性的还是后天性的伤(病)残者均不同程度地存在恐惧、焦虑、愤怒、烦躁、悲观、沮丧等不良情绪,部分患者甚至出现人格障碍或精神症状。因此,护理人员在关注患者生理状态的同时,还应重视其心理状态的变化,通过移情等方法深刻理解患者的内心体验,积极指导他们克服现实中的各种困难,帮助他们解决日常生活自理问题,提供排遣不良情绪的平台,增强他们恢复身心健康的信心。在日常接触中尊重他们的人格,绝不可嘲笑、讽刺伤(病)残者的生理缺陷,用热情的态度、亲切的语言感染他们,最大限度地提高他们的生活质量。

(2) 密切配合,加强协作。

康复护理涉及康复医学、护理学、物理学、社会学、心理学等多个学科,这就决定了一名伤(病)残者的康复必须依靠医生、护理人员、康复治疗师、心理咨询师甚至假肢(助行器、矫形器等)制造商等多个领域的工作者相互配合、密切协作。护理人员在发挥自身特长的同时,应加强与其他领域工作人员的沟通交流,共同商讨、制订患者的康复计划并多方面配合实施,并将这种协作模式贯穿在功能测评、计划制订、治疗锻炼、方案修订、巩固突破的康复全过程。另一方面,护理人员应注意到亲朋好友在改善患者心理状态上的积极作用,患者与他们更为熟悉,内心的心理体验或不良情绪更倾向于向他们倾诉或宣泄。因此,护理人员应指导患者亲友加强探视及倾听患者心声,及时了解患者的各种心理需求,在患者与医务人员之间发挥积极的桥梁作用,与医务人员相互配合,促进患者的身心康复。

(3) 以人为本,耐心尽职。

伤(病)残者在生理、心理遭受双重打击,需要比普通患者更多的关怀与帮助。很多伤(病)残者生活不能自理,如洗漱、更衣、进食、如厕、下地活动、书写等都需要别人的协助,若不能及时得到帮助,需求不能满足,易使患者产生沮丧、颓废等情绪;护理人员应随时巡视病房,常常陪伴在患者身旁耐心地观察、倾听,及时发现患者的各种需求,适时伸出援手,使患者感到被人关怀和重视。与一般患者相比,伤(病)残者护理的难度更大，住院时间长、恢复慢。这就需要护理人员发扬耐心细致、尽职尽责的精神，用循序渐进、由简到繁的方法逐步恢复患者的生活自理能力及健康水平。护理人员应细致入微地观察他们的病情，不放过他们一点一滴的进步，在患者通过努力取得病情的改善后及时、恰当地给予肯定与鼓励，使他们乐于从被动接受转化为主动参与，从而帮助他们重建回归家庭和社会的信心。

二、自我护理及其伦理规范

1. 自我护理的含义

美国护理学家奥瑞姆于 1971 年出版了《护理：实践观念》一书，书中提出自我护理的概念。她认为自我护理即自我照顾，是个体出于维持生命、健康和完整的需求，需要自己采取有目的的行动，包括进食、穿衣、洗漱等日常生活，也包括社会交往、适应环境变化等方面的个体活动。伤(病)残者虽然自理能力均存在不同程度的下降，但通过康复治疗与训练仍具备恢复自理能力的潜能，护理人员应充分发挥他们的潜力，使他们能够部分或全部地完成自我照顾，满足自我需求，使他们认识到自身价值，增强恢复健康的信心。

2. 自我护理的伦理规范

(1) 循序渐进，切忌浮躁。

伤(病)残者的康复是一个长期缓慢的过程，需要持之以恒、坚持不懈的努力。患者自我护理能力的提高不是一蹴而就的事情，显效慢、易反复是伤(病)残者康复的特点，护理人员必须认识到耐心细致的康复护理是提高患者自我护理能力的前提。在病情允许的情况下，先指导患者自己完成刷牙、洗脸、梳头等简单的生活行为；在患者取得进步时给予肯定，增强他们的信心，再逐步过渡到更衣、如厕、下地活动等较难的生活行为，提高他们的生活质量。

(2) 加强保护，密切观察。

增强患者的自我护理能力并不意味着护理人员可以对患者撒手不管或置之不理。患者进行自我护理时，护理人员仍应在旁密切观察患者存在的问题以及各种需求，当患者出现错误时应及时纠正，患者存在问题时及时指导；以及患者产生需求时应及时给予帮助，或患者出现危险时给予保护。总之，护理人员不能擅自离开患者，让患者独自完成仍未熟练掌握、存在一定危险性的自理活动，而应加强对患者或明或暗的保护，严防发生意外。

(3) 及时肯定，增强信心。

医务人员对伤(病)残者的肯定对其自我护理能力的提高起着非常重要的作用。伤(病)残者一般十分看重医务人员的意见，护理人员应仔细观察他们取得的每一个细微进步，并及时给予鼓励与赞扬，增强他们完成自我护理的信心。另一方面，护理人员需注意对他们的肯定不应盲目夸大、言过其实，而应实事求是地从他们的实际成绩出发，恰当、贴切地给予支持，使他们更加信任护理人员，从而建立良好的护患关系。

小结

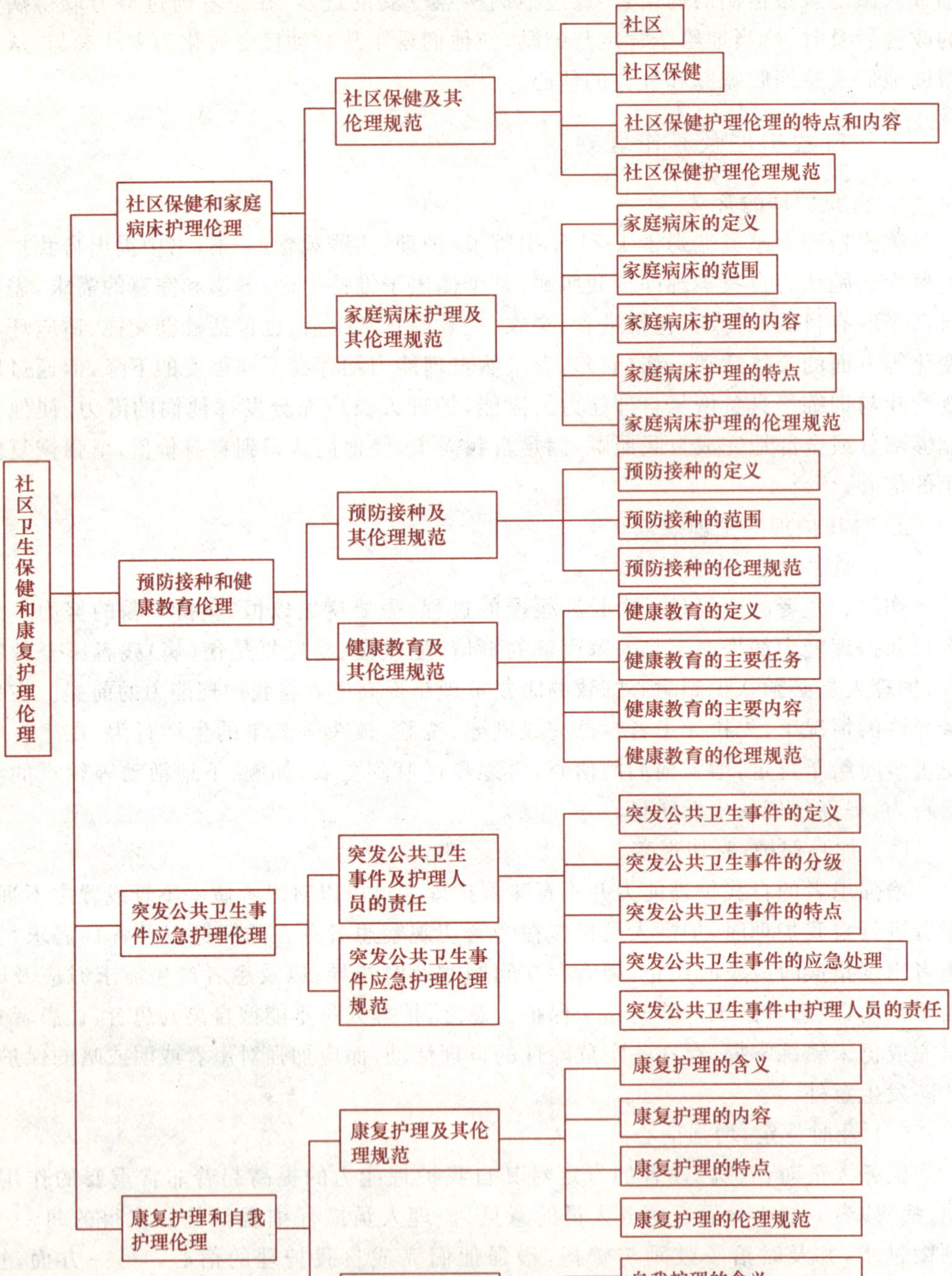
社区卫生保健和康复护理伦理
社区保健和家庭病床护理伦理
社区保健及其伦理规范
社区
社区保健
社区保健护理伦理的特点和内容
社区保健护理伦理规范
家庭病床护理及其伦理规范
家庭病床的定义
家庭病床的范围
家庭病床护理的内容
家庭病床护理的特点
家庭病床护理的伦理规范
预防接种和健康教育伦理
预防接种及其伦理规范
预防接种的定义
预防接种的范围
预防接种的伦理规范
健康教育及其伦理规范
健康教育的定义
健康教育的主要任务
健康教育的主要内容
健康教育的伦理规范
突发公共卫生事件应急护理伦理
突发公共卫生事件及护理人员的责任
突发公共卫生事件应急护理伦理规范
突发公共卫生事件的定义
突发公共卫生事件的分级
突发公共卫生事件的特点
突发公共卫生事件的应急处理
突发公共卫生事件中护理人员的责任
康复护理和自我护理伦理
康复护理及其伦理规范
康复护理的含义
康复护理的内容
康复护理的特点
康复护理的伦理规范
自我护理及其伦理规范
自我护理的含义
自我护理的伦理规范

思考题

1. 社区卫生保健的护理伦理规范包括哪些内容?
2. 预防接种伦理规范对护理人员有何要求?
3. 突发公共卫生事件中护理人员应如何开展应急处理?

（曹　蕾）

第六章　临终关怀和尸体料理护理伦理

学习目标

1. 掌握临终关怀、死亡、安乐死、死亡教育、尸体料理等概念。
2. 熟悉临终关怀的伦理意义和临终护理伦理规范。
3. 熟悉尸体料理的伦理规范、死亡教育的伦理规范原则。
4. 了解安乐死的伦理问题。

案例1

美国的杰克·科沃基恩(Jack Kevorkian)在1990年6月4日以“仁心怪物”为名，使用他设计的三段式自杀机器完成初次实验，帮助患老年痴呆症的珍妮结束生命。珍妮生前非常活跃，到处旅行，登过喜马拉雅山，是一名网球好手，以教授钢琴为业。四年前，她突然无法记忆已学过一辈子的琴谱，阅读也发生困难。经医生诊断，她已患老年痴呆症，将逐渐丧失记忆。珍妮当即决定在意识清醒时告别人世。她想过许多方法，如跳楼。但没有一种方法能让其死得有尊严。最后她想到了杰克发明的自杀机器，认为值得一试。杰克发明的三段式自杀机器安装在一辆房车内，这台机器先为珍妮静脉注射生理盐水，然后等她按下按钮，即会继续流出镇静剂，令其昏睡，继而注入氰化钾，其心脏随即停止跳动。一切准备就绪后，珍妮请陪伴自己的医生妹妹为其念了一段经文。下午2点半左右，她按下了按钮，5分钟后，珍妮安详离世。珍妮死后四天，奥克兰巡回法官禁止杰克再继续使用他的机器。

【思考】

1. 你认为珍妮是否有选择死亡的权利？
2. 你认为医生是否应扮演协助死亡的角色？
3. 你是否赞同珍妮的死亡方式？理由是什么？
4. 你认为杰克医生的行为在我国法律和伦理上是否有争论？

医学不仅要探索人体生命的奥秘，寻求延年益寿的方法，而且有必要研究死亡这一人生的最后归宿问题。正确认识死亡、开展死亡教育、宣传新的死亡标准、探讨安乐死、临终关怀和尸体料理等问题，既是医学研究的重要问题，也是伦理学需要重视的问题。特别是当代社会，人类已越来越关注自身死亡的质量，广大医务工作者，包括护理人员理应尊重临终患者的权利、价值和尊严。做好临终护理和尸体料理等工作，帮助临终患者安然地走完人生的最后旅途，这是护理人员应负的伦理责任。

第一节 临终关怀护理伦理

一、临终关怀的伦理意义

知识链接

人临终的时候总比他们以往引人入目。正如夕阳的余晖、乐曲的终了、杯子底的美酒一样，留给人的记忆最温馨，最甜蜜，也最久远。

——莎士比亚

临终是指人的垂死状态，此时，由于疾病末期或意外事故而造成人体主要器官的生理功能衰竭，不能用现有的医疗水平治愈，生命过程即将终结。目前国际上对临终时期尚未有统一的标准。日本对只能存活 2～6 个月的患者称为临终患者；美国对估计只能存活 6 个月以内的患者称为临终患者；而英国对预计能存活 1 年以内的患者称为临终患者；我国则将能存活 2～3 个月的患者称为临终患者。

(一) 临终关怀的概念

临终关怀一词源于中世纪，又称善终服务、安宁照顾、终末护理、安息护理等。是指社会各阶层(医生、护理人员、社会工作者、宗教人士、志愿人员及政府和慈善团体等)组成的团体，专门为临终患者及其家属所提供的生理、心理、社会方面的全面支持与照护。其目的在于使临终患者的生命质量得以提高，能够无痛苦、舒适、有尊严地走完人生的最后旅途，并使临终患者家属在居丧期内得到生理、心理的全方位、高质量的关怀与照护。做好临终护理工作，帮助临终患者安详、无痛苦、有尊严、平静地走完人生的最后旅程，是护理人员应负的伦理责任。

(二) 临终关怀护理的特点

1. 临终患者心理变化特殊

临终患者接近死亡时会产生十分复杂的心理和行为反应。多年来，很多西方研究者在探讨临终患者的心理时最常引用的是美国医学博士库布勒·罗斯，1968 年发表的《论死亡和垂死》一书中的内容，将身患绝症患者从获知病情到临终整个阶段的心理反应过程总结为五个阶段：① 否认期。患者不承认自己患有“绝症”或病情在恶化的事实，表现为心神不定、对真实症状害怕和恐惧，保持孤立，企图逃避现实。② 愤怒期。患者已知病情或预后不佳，但又不理解命运为何这样捉弄自己，为将失去健康、生命而感到愤怒。③ 协议期。患者开始接受患病的残酷现实并认识到严重后果，反应趋于平静、随和；同时，期待医护人员能妙手回春或延长生命以便能完成未了的心愿。

④ 忧郁期。身体状况日益恶化，患者深感自己将失去一切而陷入意志消沉、忧郁、焦虑、叹息、伤感之中，绝望地等待着死亡的临近。⑤ 接受期。患者正视死亡的现实，无可奈何、听天由命地替自己的后事进行安排，接受死亡最终来临。

2. 临终关怀的目标与临床医疗不同

临终关怀是对临终患者的照护，其重点不在于治疗疾病、延长寿命，而是心理和社会等多方面的护理。临终关怀与临床医疗相比有以下特点：① 收治的对象主要是临终患者，特别是晚期癌症患者或患有类似疾病、身心正遭受痛苦煎熬的患者。② 工作方法不是以治疗疾病为主，而是以缓解症状、支持疗法和全面照护为主。③ 工作目标不是为了延长患者的生命，而是提高临终患者的生命质量，维护其生命尊严和价值。④ 工作内容不仅包括缓解患者的躯体痛苦，更包括心理关怀和社会支持。⑤ 工作范围不但涉及照顾、关怀临终患者，而且涉及对患者亲属给予慰藉、关怀和帮助。

（三）临终关怀的伦理意义

1. 有利于医学人道主义的升华

临终关怀从多方面照护患者，使患者的临终生活有意义、有质量、有价值、有尊严；死得安详舒适，减少牵挂，不留或少留一些复杂的家庭纠纷和难以处理的家庭和社会问题。与临床护理相比，所体现的医学人道主义精神更彻底、更完善、更具有新的内容和活力，人道主义在临终关怀事业中得到了深化和升华。

2. 有利于树立现代医学观，完善卫生保健体系

临终关怀改变了传统医学关于应急性救治和维持生命至上的观念，也改变了医务人员在临床上见病不见人的现象，让医务人员重新审视医学的本质及人类生命的意义，这有利于树立全新的现代医学观，促进医学科学的发展。

3. 体现了生命神圣、质量和价值的统一

当人的生命处于临终状态时仍受到应有的关心和照顾，维护了生命的神圣。一个人临终时在舒适的状态下度过，其生命质量到最后得以提高。临终患者获得临终关怀，有尊严地离开人世，其生命价值也得以提高。有利于医学道德水平的提高和社会文明的进步。临终关怀主要依赖医务人员高度的同情心、责任感以及对临终患者的人格、权利及生命价值的尊重，以及对临终患者家属同情、关怀和疏导，必然会促成医务人员高尚的道德素质养成和提高。临终关怀所倡导的是社会各界人士对社会弱势群体予以关爱的思想，付出自己的财富、时间以及感情，给临终患者及其家属以全面的关怀，这是人类社会文明进步的表现。

4. 有利于医学道德水平的提高及社会道德风尚的改善

临终关怀的特点决定着做好这项工作更多倚重医务人员高度的同情心和责任感及对患者人格权利、生命价值的尊重和对患者家属的同情和关怀。故这项工作必然会促成医务人员高尚的道德素质的养成和提高。随着临终关怀运动的蓬勃发展，其中的道德行为必将辐射到医疗卫生行业的各个领域乃至整个社会，其结果是医德医风大大提高，社会道德风尚大大改善。

二、临终护理的伦理规范

临终护理是临终关怀的组成部分，是一种特殊的护理服务，不能像对待一般患者那样开展护理工作，这对护理人员有较高的职业道德要求。因此，临终护理有其特殊的伦理规范。

1. 尊重意愿，维护利益

尊重患者的意愿就是尊重患者在医疗决定上的自主权。可以从以下三个方面予以考虑：① 当临终患者尚有能力作决定时，应允许患者有作某一项医疗护理决定的权利。② 当临终患者已无能力作决定时，若他在健康无病、神志清醒之时，曾明确地向家属表示如果一旦他永远失去意识，他不愿以人工方式来维持其生命，则应尊重患者先前宣告的意愿，由患者家属或法定代理人依照患者的意愿代为决定。③ 当一个人事先以书面表明“如果有一天我的病，无法借医学技术挽救时，请不要维持我的生命”时，应依照其嘱咐执行。

许多人认为，出于对生命权益的保护，医务人员应从患者的利益出发，不得任意放弃对患者的医护。因为医学的发展将使今天不可治愈的疾病明天也许有治愈的可能；有些痛苦也只是暂时的，日后仍有极大的恢复机会。但我们也要认识到，对已无生命力之濒死患者，滥用无益的医学方法延续其生命，不仅徒增患者的痛苦，对患者生命的尊严和价值已无意义，而且给患者家属也会带来沉重负担。因此，对那些濒死的未成年患者或虽已成年但无意识的患者的照护，也应尊重患者家属的意愿，因为庞大的医药费与照护责任无疑必须由其家属承担。

2. 理解心理，给予安抚

临终阶段是人的一生的特殊阶段。患者处于临终状态不得不面对即将到来的死亡问题。此时他们大多数表现出忧郁、沮丧，甚至悲观、绝望。有的感到命运不公，表现出愤怒、不讲道理、不配合等令周围人难以接受的反应。对此，护理人员一定要把握临终患者的心理特点，善于应对其情绪、行为反应。对患者的某些失常、情绪变化和不理智行为给予充分的理解，要以真诚、慈爱、亲切的语言和行为对待他们。护理人员应有宽容、大度的胸怀和谦让、容忍的品质，不论患者如何对待自己，都不要与之计较，要尽力做好服务，并满足其合理要求，使患者始终都能获得精神上的安抚，在生命最后的时刻仍能享受到优质的护理，在极大的安慰中逝去。

临终患者同正常人一样有生活的权利。他们需要生活的乐趣，需要保持人格和尊严，需要有人际交往和沟通，需要吐露心声，需要参加力所能及的社会活动。对此，护理人员要给予理解和尊重，并尽量为之创造条件，提供帮助，绝不可认为临终患者是将死之人而忽视其临终生活的价值和意义。但这种理解和尊重是有一定程度和范围的，并不是令其为所欲为。当临终患者的行为和要求违反医护专业伦理的基本原则时，医务人员也有权、有责任拒绝其不合理要求，制止其违反道德、甚至是违法的行为。在工作中，护理人员应努力维护自身的形象、尊严和社会道德准则，绝不能因威胁或利诱迷失自己，损害他人和社会。

3. 帮助患者，解除痛苦

临终患者对死亡的威胁和疼痛的折磨，心里有着程度不一的恐惧和不安，并伴随着消极、悲观、绝望等不良情绪和行为反应。对此，护理人员要理解临终患者在不同阶段所表现出来的各种心理反应和行为表现。主动、热情地与患者接触，鼓励患者表露其内心感受，帮助患者排解不良心理，满足患者的心理需要；要积极主动地给临终患者以精神上的鼓励和支持，帮助患者以平静乐观的态度度过其生命的最后阶段；要通过各种方式的死亡教育，帮助临终患者理智、冷静地认识和承认自己面临死亡的事实，勇敢地面对死亡。对那些极端痛苦的患者要以同情理解的心情给予心理精神方面的安慰，尽最大努力解除患者的痛苦。对意识不清的患者仍要对症处理，精心照料、不厌不弃。

临终患者，尤其是晚期癌症患者，大都备受疼痛的折磨。对此，护理人员在临终护理过程中，要坚持以控制症状、减轻痛苦为主要任务，强调适当治疗，并非一味采取非常手段，不惜一切代价抢救，人为延长患者痛苦的历程。特别是晚期癌症患者，因长期疼痛折磨，其躯体遭受极大痛苦，精神极度崩溃，控制疼痛成为他们的迫切要求。此类临终患者已不存在康复的可能性，不需要考虑止痛剂应用后的成瘾等问题。此时护理人员义不容辞的道德责任是采取医学的心理的方法，尽最大努力帮助患者解除肉体上的痛苦，提高其临终生活的品质。

4. 理解家属，给予援助

患者处于临终状态，其家属同样会受到沮丧、抑郁、悲伤等不良心理的困扰，甚至出现过激情绪和行为。对此护理人员要能够设身处地地予以理解，并给予援助，要用健康向上的精神境界感染患者家属，引导他们振作精神，早日摆脱不良心理的困扰，更好地生活。护理人员对患者家属的理解和援助主要体现在帮助他们解决一些实际问题。如家属悲伤时采取相应措施，营造一种冲淡忧郁的氛围；家属较长时间陪护患者造成精神和体力的疲劳时，帮助其安排好患者的饮食、休息；经常与家属交谈、沟通，交换意见，增加相互间信任和合作，提高服务质量；积极做好患者身心的护理，尽力满足家属提出的合理要求，使其尽“孝心”、“爱心”的愿望获得满足；支持并指导家属为患者做力所能及的护理工作，令其心灵慰藉，令患者享受天伦之乐；安排适当的时间和地点，让患者和家属相互吐露心声，交流感情；对临终者家属实施心理关怀与悲痛疏导，帮助他们妥善处理死者后事、顺利度过居丧期、重建生活等。

第二节　安乐死伦理问题

一、安乐死的伦理分析

死亡是生命之旅的终点，一生一死构成一个完整的生命周期。死亡质量是衡量生命质量的重要指标。医务人员要维护人类的健康利益，提高生命质量，就必须关注死亡，努力提高人类死亡质量。如何确诊死亡、怎样对待安乐死、怎样开展死亡教育，都是十分重要的医学和伦理学问题。

(一) 死亡标准的演变及其伦理意义

1. 死亡的定义

死亡是一种生命运动的表现形式，是人的本质的消失，是机体生命活动和新陈代谢的终止。死亡的实质是人的自我意识的消失。

死亡又是一种生命终止的“事件”和“状态”，是一个运动过程。这个过程，医学上把它分为濒死、临床死亡和生物学死亡三个时期。① 濒死期，又称“挣扎期”或“濒死挣扎期”，是死亡事件的开始。此时心肺等脏器已极度衰竭，濒于停止其功能的状态。随着意识和反射逐渐消失，呼吸和脉搏逐渐停止，机体将转入临床死亡。② 临床死亡期，即“个体死亡”或“躯体死亡”期，是濒死进一步发展的阶段，是生物学死亡前的短暂阶段。此时，患者的心、脑、肺等生命器官功能丧失，并导致全身各器官的功能丧失、反射完全消失；宏观上是人的整体生命活动已停止，但微观上组织内代谢过程仍在进行。③ 生物学死亡期，又称“真正死亡期”，是死亡过程的最后阶段，是中枢神经系统和重要生命器官的消失过程不可逆发展的结果。此时，机体细胞和组织死亡，代谢完全停止，生命现象彻底消失。外表征象是躯体逐渐变冷，发生尸僵，形成尸斑。

2. 死亡标准的演变

传统的死亡标准把心、肺功能作为生命最本质的特征，认为心跳、呼吸停止就意味着死亡。从原始社会直至今日，这个标准沿袭了数千年之久。尤其是心脏，自古以来，人们就视之为人体的中心器官。我国古代就有“心者，君主之官”的理论。古希腊亚里士多德也提出过心脏是灵魂器官的观点。1628 年英国学者哈维发表《心血运动论》，第一次科学揭示了心脏在血液循环中的功能和作用，也进一步稳固了心肺死亡标准的权威地位。以后，无论是西方，还是我国的权威书籍都把死亡标准确定为心跳呼吸的停止。

然而，现代医学的发展已经表明传统的心肺死亡标准有点偏颇狭隘。且不说产生意识与自我意识（人的标志）的生物学基础不是心而是脑；就临床科研和实践的实际来看，心肺死亡标准有欠科学、欠合理的一面，甚至有碍医学科学的进一步发展。事实上，死亡并不是生命的骤然停止，而是一个连续发展的过程。许多临床抢救病例说明，有些呼吸、心跳停止的患者，脑、肾、肝等组织的功能并未完全丧失，经积极抢救后，不仅可以复苏，甚至可以痊愈出院。尤其是经创伤意外（触电、车祸）所致的心脏骤停，经抢救恢复心跳功能的可能性更大。此外，现代人工低温技术将人的体温降到 5～6℃时，心跳呼吸即完全停止，但并不意味着人的死亡。若干小时后，经过复温，人的一切生命活力都可以完全恢复。另外，脑部大面积或全部受损伤的患者，在医疗技术的帮助下，如使用人工呼吸机、心脏起搏器以及足够的静脉营养，仍能维持心跳、呼吸，维持很长一段时间的植物状态生命。一旦撤去人工呼吸机或起搏器，停止静脉营养供给，这种生命便会立即结束。以上情况表明，心肺功能的停止并不等于生命的终止。于是，传统的死亡标准在人们的心目中发生了动摇。

关于脑是意识和自我意识的生物学基础的科学论证，早在数百年以前就已完成，但“脑死即人死”这一科学的标准却迟迟未能提出，原因是死亡标准的确定不仅取决于科学的认识，而且取决于社会的需要。生命价值论认为，对待死亡的态度应该是在生物学死亡的基础上强调社会死亡，重视价值创造，而不应该在毫无意义的生命存活上花大力气。器官移植技术的兴起和发展对传统的心肺死亡标准提出了挑战。一是心肺移植手术的成功，打破了心肺功能丧失必导致整体死亡标准的权威性；二是心肺死亡标准往往延长确诊死亡的时间，延误摘取死者身上的新鲜器官，从而影响器官移植的成功率。心肺死亡标准之下的植物状态生命，会带来一系列经济和道德问题，动摇人们对心肺死亡标准的信念；且植物状态生命造成了生物学生命存活和社会学生命死亡（大脑功能丧失）的事实。而人的本质属性是人的社会性，在“生物人”与“社会人”死亡分离的情形下，怎样选择死亡标准？大多数学者认为“社会人”死亡更符合科学的死亡标准。以上认识和社会需要，导致了脑死亡概念的出现，促使传统的心肺死亡标准过渡到脑死亡标准。

所谓脑死亡，是指某种病理原因引起脑组织缺氧、缺血坏死，致使脑组织功能和呼吸中枢功能达到不可逆转的消失阶段，最终必然导致病理死亡。也就是脑的功能停止先于呼吸、循环功能停止而引起的死亡。

1968 年 8 月，世界医学会在澳大利亚悉尼召开了第 22 次会议，讨论了“死亡的确定”问题，发表了著名的《悉尼宣言》。该宣言指出，“在大多数国家，死亡时间的确定将继续是医师的法律责任”；“近代的医学实践使得进一步研究死亡时间成为必要”；“死亡是在细胞水平上的逐渐的过程”，“临床的兴趣并不在于维持孤立的细胞而在于患者的命运”；“死亡的确定应建立在临床判断和必要的辅助诊断上”；“人的死亡时刻的确定使得停止抢救在伦理上被许可，以及在法律允许的国家内从尸体中取出器官被许可，并得以满足法律同意的需要。”《悉尼宣言》虽然提出了认定脑死亡的五条原则，但未提出具体脑死亡标准。

1968 年美国哈佛大学的一个特别委员会发表报告，对死亡的定义和标准提出了新的概念，把“脑功能不可逆性丧失”作为新的死亡标准，即哈佛标准。哈佛标准的诊断标准是：① 对外界刺激和内部需要无感受性和反应性；② 无自主的肌肉运动和自主呼吸；③ 无反射（主要是诱导反射）；④ 脑电波平直。以上 4 条标准持续 24 小时观察及反复测试结果无变化，且排除体温低于 32.2℃ 及刚取用过巴比妥类等中枢神经系统抑制剂的病例，即可宣布死亡。

关于脑死亡标准，目前争论也很大。在临床实践中，有些脑电图平直患者又得到复苏，这又给脑死亡标准提出了挑战。在现有的条件下，如何判定一个人是否死亡，有的学者主张把“心死”与“脑死”结合起来，让两个死亡定义和标准并存。

3. 确立脑死亡标准的伦理意义

（1）有利于准确、科学地确定死亡：确定一个人死亡与否，关键在于找到区分生命物质系统的生与死的临界点。如果走向死亡的过程跨越了临界点，即使某些组织器官仍然“活”着，也不能认为生命还存在；相反，如果死亡过程尚未达到这个临界点，即使某些组织器官已死，也不能认为生命已经结束。这个临界点就是脑死亡，因为脑死亡是不可逆的，它最终必定导致呼吸和心跳停止，整个生命系统不可逆转的崩溃。

(2) 有利于合理使用有限的卫生资源:那种全靠生命支持技术维持、不可逆转的脑死亡者的生命是无意识的植物状态生命,这种生命是无价值,甚至是负价值的。在卫生资源有限的情况下,为了维持这种植物状态生命,不惜花费巨大的代价,这是对人力、物力、财力的浪费,也是一种对有限资源的不合理、不公正分配现象。脑死亡标准的确定,将使医学不再拖延死亡过程,有利于卫生资源的合理使用。

(3) 有利于器官移植的顺利开展:脑组织对缺血、缺氧最敏感。当缺氧还未引起其他器官、组织损害或坏死时,脑组织便出现死亡。所以,依照脑死亡标准对供体作出死亡诊断,就能及时摘取有用器官或组织,供器官移植用,从而提高器官移植的成功率。这既对器官受体有益,又对器官供体(死者)无害,符合社会功利主义的伦理原则。

(4) 有利于法律的实施和精神文明建设:现行法律以心肺功能停止作为死亡判断标准,妨碍了法律的正确实施,造成一些案件处理中出现合法但不科学的情况。如医生对仍有心跳和呼吸的脑死亡患者不得不作出积极抢救的姿态,否则将会被指控为故意杀人,而被判有过错。脑死亡标准的确立,将为法律处理此类问题提供科学依据,有助于防止和处理此类医疗纠纷,正确实施法律。同时,脑死亡标准的确立有利于转变过时的伦理观念,摒弃消极、落后的传统习俗,树立科学求实的死亡观念,这有利于社会主义精神文明建设。

(二) 安乐死及其伦理争论

1. 安乐死的含义和类型

安乐死一词来源于希腊文“enthusania”,原意为“快乐的死亡”或“尊严的死亡”。《牛津英汉词典》这样解释安乐死,“患绝症的人无痛苦的死亡,安然去世,为结束患者的痛苦所采取的致死的措施”。它有两层含义:一是无痛苦的死亡,安然地去世;二是无痛苦致死术,即为结束不治之症患者的痛苦而采取的措施。

现代意义上的安乐死是指对患有不治之症、濒临死亡的患者,当其痛苦难以解除时,由病患者或其家属提出,经过一定的法律、道德和科学程序,由医务人员用药物或其他方式,参与实施的提前结束患者生命的临终处置方式。其目的在于使患者避免死亡时的痛苦折磨,代之以相对舒适和安然的感觉,维护其死亡的尊严。

施行安乐死应遵循下列操作原则:① 客观性原则,即接受安乐死者必须是当时医学上公认已患绝症、濒临死亡且痛苦不堪的患者;② 自主性原则,即患者有请求安乐解脱痛苦之诚挚意愿,即使有家属的意见亦必须保证绝不违背患者的意愿;③ 目的性原则,即实行安乐死的目的必须是出于对患者的同情与帮助,出于对患者死亡权利和个人尊严的尊重;④ 专业化原则,即安乐死必须由熟知相关法律法规的资深医学专家、法学家及伦理学、社会学专家组成的审批委员会审批,并由专职安乐师依法实施;⑤ 法制化原则,即安乐死的申请、受理、审批和执行必须接受法律的全程监控。

根据实施中的控制方式不同,安乐死可分为主动(积极)安乐死和被动(消极)安乐死。前者是指对符合安乐死条件的患者主动以直接的方法,如注射药物、给予过量的镇静剂等,或以间接的方法,如停止供给饮食等,结束患者的生命,让其安宁、舒适地死亡。后者是指对符合安乐死条件的患者,停止治疗和抢救措施,如将不能恢复正常的昏迷患者的呼吸器拿掉等，任其自然死亡，即不以人工干预的方法来延长患者痛苦的生命的死亡过程。

根据患者是否有意愿表达，安乐死又可分为自愿安乐死和非自愿安乐死。前者是指在患者请求或同意之下，对其实施安死术。当执行自愿的安乐死时，执行者只是遵从自愿死亡者所表达的意愿而已。后者是指已昏迷的临终患者，其清醒时没有提出过安乐死意愿，而其家属或其他有关人员提出建议，对其实施安死术。当执行非自愿的安乐死时，执行者等于替患者做决定，且认为该患者在目前的情况下活着不如死去，亦即执行者等于在替患者决定什么才是对其最好的。此种分类方法有不科学的一面，因为安乐死本身应是自愿、主动要求的，除非患者已经丧失意识或独立人格，需要代理人、监护人提出要求；且自愿安乐死很难与“委托杀人”相区别，非自愿安乐死中的“非自愿”一词很容易让人歧义为“违背死者意愿”，而使安乐死成为“杀人”的代名词。

2. 安乐死的历史发展及现状

安乐死并不是新问题。在史前时期就有加速死亡的措施，如游牧部落在迁徙时常常把患者、老人留下来让其自生自灭；在发生紧急战事时，还常常将其击毙，以免其遗为俘虏而遭受敌人的残酷虐待。在粮食发生危机时，有些部落还将病弱者击杀或埋葬，以减少其痛苦和部落的负担，确保本部落健康强盛。

17 世纪开始，人们一般把安乐死指向医生采取措施让患者死亡，甚至加速患者死亡。弗兰西斯·培根（F. Bacon）在其著作中提出了“无痛苦致死术”；托马斯·莫尔（T. More）在《乌托邦》一书中提出有组织的安乐死。哲学家休谟（D. Hume）也提出，如果人类可以设法延长生命，那么，同理，人类也可缩短生命。

19 世纪开始，安乐死作为一种减轻死者痛苦的特殊医护措施在临床实践中应用。进入 20 世纪 30 年代，欧美各国都积极提倡安乐死，精神分析大师弗洛伊德就以自愿安乐死方式结束了自己的生命。主张安乐死的人还发起和组织运动，谋求得到法律的认可。1935 年，英国率先成立了“自愿安乐死协会”，并于 1936 年在其上院提出了关于安乐死的法案。1937 年瑞典作出了可以帮助自愿安乐死者的法律规定。1938 年，美国成立了“无痛苦致死学会”。1944 年澳大利亚和南非也成立了类似组织。这一时期赞同安乐死的人越来越多，甚至发展成为一种特殊的人权运动——安乐死运动。但同时安乐死运动也被纳粹德国利用，变成了残杀人类的工具，杀害了数百万无辜者，从而使安乐死声名狼藉，以致世界各国医疗团体于 1947 年制定了著名的《日内瓦宣言》，“我将保护人类生命（从怀孕时起）的最高尊严，我甚至在受到威胁的情况下，也决不会利用我的医生知识去反对人道主义的法律。”此后几十年里安乐死的讨论几乎销声匿迹。

20 世纪 60、70 年代，安乐死讨论再度兴起，争取安乐死立法的活动在欧美令人瞩目地开展起来。1967 年，美国建立了安乐死教育学会。1969 年英国国会再度对自愿安乐死法案进行辩论。1972 年美国《生活》杂志就临终患者是否有权拒绝延长生命的人工手段问题进行民意测验。1973 年，荷兰成立自愿安乐死团体。1976 年，日本、德国也成立了类似组织。1976 年在东京举行了第一届自愿安乐死国际会议，宣称要尊重人“尊严地死”的权利。同年，美国加利福尼亚州颁布了人类历史上第一个有关安乐死的法案——《自然死亡法》(*Natural Death Act*)。该法案明确规定:当有两个以上的医生证明患者已处于不可逆转的临终状态时,根据患者的愿望而终止维持生命的措施是合法的。

1987 年荷兰就安乐死问题通过了有严格限制的法律条文,允许医生为患绝症的患者实行安乐死,条件是必须由患者自己提出这一要求。1993 年 3 月荷兰议会正式通过了一项关于没有治愈希望的患者有权要求结束自己生命的法案,成为世界上第一个通过安乐死立法的国家。2001 年 3 月,荷兰上院通过了“安乐死法案”,成为世界上第一个使安乐死完全合法化的国家。据统计,荷兰全国每年用无痛苦致死结束生命的已达 5 千人。其他国家,如美国、日本、澳大利亚、瑞士、比利时、芬兰等在一定程度,甚至很大程度上也肯定了安乐死的合法性。

安乐死概念是 20 世纪中叶才传入我国的。我国传统文化认为,人的生死都是命中注定的,谁都无法干预,因此是不允许安乐死的。由于国际上的影响和社会、观念的不断进步,安乐死问题也逐渐渗入我们的文化领域。在我国,真正触动人们对安乐死问题作认真思考的是中国首例安乐死案件——1986 年汉中案件。患者是一位患有“肝性脑病”的老年妇女,让疾病折磨得痛苦不堪,后来在其儿子反复要求下,签字后,由医生给患者注射了氯丙嗪,加速了患者的死亡。该医生以“故意杀人罪”被提起公诉。此事引起社会反响,并在全国开展了广泛的热烈的讨论。1988 年我国在上海举行了首次“安乐死学术讨论会”,探讨了安乐死在我国实行的可能性和可行性。直至现在安乐死立法问题仍然是我国各界争论的热门话题。我国现行的司法实践中,安乐死的合法性实际上是被否定的。但近些年的有关调查显示,目前我国赞同安乐死的人越来越多,安乐死立法的条件渐趋成熟,安乐死的合法化将是大势所趋。

3. 安乐死的伦理争论

安乐死在医学上表现为一种逆向的操作,即医务人员或消极或积极地加速而非延缓患者的死亡,以求实现社会利益最大化的“人为”死亡方式。故当今世界,在医学界、伦理界、哲学界和法律界以及舆论界,人们对临床上实施安乐死是否合法,是否合理,讨论十分激烈,一直是社会各界争论的热门话题。

就安乐死问题争论的伦理学说,除了传统的“否定说”、“肯定说”之外,还有所谓“区别对待说”。仁者见仁,智者见智,难求统一。

(1) 支持安乐死的观点:① 安乐死符合患者的利益。安乐死的对象仅限于濒临死亡且痛苦不堪的患者,其死亡已无法避免,其生命维持亦痛不欲生。此类患者,其生命质量和价值已经失去。实施安乐死可解除其肉体和精神痛苦,符合人道主义原则。② 安乐死可以避免资源浪费。安乐死不仅可以减轻患者家属的精神和经济负担,把患者家属从无意义的经济消耗和心身耗费中解脱出来,而且可节约卫生资源,有利于有限的卫生资源合理分配,用于可救治的患者和卫生保健,充分发挥资源的效率和效益。③ 患者应该有死亡选择权。人有生的权利,也应当有选择死亡方式的权利。安乐死反映了人类追求无痛苦的尊严死亡的愿望,是人道主义进一步延伸,也标志着人类文明和社会进步。

(2) 反对安乐死的观点：① 安乐死违背现行法律。只有政法部门有权对违反刑法条文定罪量刑构成死刑罪的人剥夺其生命，或者公民在犯罪分子危及其生命的情形下通过正当防卫有权致犯罪分子于死地，其他任何人任何部门均无此权。而安乐死在我国未立法，由医务人员或患者家属执行安乐死是非法的，无异于杀人。且安乐死在未立法之前实施，容易被他人为某种不正当目的和企图利用，成为变相杀人的工具。② 救死扶伤是医务人员的神圣天职。医本活人救命之术，在任何情况下，医者只能延长患者的生命，不可促其死亡。③ "不可逆转"是一个相对概念。随着医学进步，许多"不可逆转"、"不可救治"的疾病都可进入"可逆转"、"可救治"的范围。而且，如果实施安乐死，在一定程度上将导致医务人员放弃探索根治"不治之症"的责任，使患者错过转危为安的机会，将妨碍医学科研的发展。同时，"不可逆转"的诊断结论不一定准确。一旦误诊，本该生存的患者就可能误死于安乐死。

(3) 区别对待安乐死的观点：① 对极度痛苦且无法救治的患者，只要患者有要求，家属同意，且手续完备，即可实施安乐死。② 有些患者虽无救治希望且极度痛苦，但患者清醒，又无安乐死的愿望，则不能放弃治疗，即使家属或有关人员要求对其实施安乐死，医者亦不能实行。对于已昏迷的临终患者，患者昏迷前无明确意向表示实施安乐死，也要持慎重态度。③ 对自愿安乐死也要采取慎重态度。除非在不治之症的疾病诊断上有充分证据，且结束生命确实对患者有利则可实行之，否则不能实施安乐死。

二、死亡教育伦理

1. 死亡教育及其伦理意义

死亡教育是指通过对死亡现象、状态和方法的客观分析，使人们科学地正确地认识死亡，树立正确的生死价值观的活动。

随着社会的进步和生活条件的改善，人们在解决生存问题后，越来越关注死亡问题。死亡问题已成为不容忽视的世界性课题。面对成千上万带着病痛和绝望走向死亡的人们，医务人员在提供临终服务过程中，大力开展死亡教育，增强人们的死亡意识，引导其树立科学的死亡观，坦然面对死亡，以科学的理性寻求最佳的临终模式，至死也不失人的高贵和尊严，这是医务人员的责任。

目前，许多国家非常重视死亡教育。荷兰、美国等西方发达国家甚至把死亡教育深入到从小学到大学教育的每一个阶段。这是因为死亡教育具有重大的现实意义和伦理意义。

(1) 有利于人们树立正确的生死观：死亡教育能使人们正确认识生命现象的本质，教育人们驾驭人生，透视死亡，珍惜、善待有限的生命，正确处理人生道路上的矛盾和冲突，在为他人、社会多做贡献的过程中实现自己的人生价值，并在死亡降临之时，能泰然处之，无憾地告别人生，从而树立起积极的人生观、正确的死亡观。

(2) 有利于人们破除对死亡的错误认识，克服对死亡的恐惧：死亡教育能使人们了解人体生物性死亡的原因、条件及其发生、发展、转归的过程和规律，破除错误的宗教神学和唯心主义观念，毫不畏惧地看待死亡、科学而坦然地面对死亡，减轻死亡前的心理煎熬和痛苦，消除对死亡的恐惧心理。

(3) 有利于促进医学科学的发展：尸体解剖和检验能使人们科学地认识人体构造和疾病原因，捐献遗体组织和器官，可缓解器官移植手术中器官供应的不足。然而传统观念中灵魂不死观念及“身体发肤，受之父母，不敢毁伤”等戒条束缚着人们的思想，妨碍了尸体解剖和检验的开展，也妨碍着遗体和器官的捐献，势必阻碍医学科学的发展。死亡教育有利于人们破除这些陈腐观念，自觉自愿地接受尸体解剖和检验，发展医学科学，或自愿捐献遗体、组织和器官，供器官移植用，为人类奉献出最后的爱心，也使其精神得以升华。

(4) 有利于废除殡葬陋习，兴文明新风：历史文化传统锻造了我国源远流长的极其复杂、繁复的殡葬礼仪，加上封建迷信观念的根深蒂固和互相攀比、违心从众、心理补偿、借丧敛财、花钱消灾等消极心理动机，造就了丧事奢办这一消极社会现象，毒化了社会风气。大力开展死亡教育可以破除迷信，移风易俗，勤俭办丧事，文明办丧事，用科学知识消除人们心中的疑惑。同时通过厚养薄葬的宣传教育，既可教育后辈从精神、物质上全力赡养好老人，使其居安食美、心畅神爽、颐养天年，又可使老人死后丧事从简，有益于社会，有利于生者，有安于死者。这对净化社会风气，兴社会文明新风是有极其重要意义的。

2. 死亡教育的原则

(1) 理论教育与具体实践相结合：开展死亡教育，使人们理解死亡的定义、本质、特点、标准、类型、过程及安乐死、临终关怀等有关死亡问题的知识，形成科学的生死观。死亡教育又必须结合民族文化传统和国情，针对不同民族、不同年龄、不同宗教信仰、不同职业的特点等来进行，要让人们认识中西文化对待死亡态度的差异，并在此认识基础上结合中国的现实，形成有中国特色的死亡教育和服务模式。

(2) 健康教育与死亡教育相结合：一方面要正确理解生命的本质意义，树立正确的人生价值观，增强健康意识，把生命的有效价值与生命的高质量有机统一起来，以健全的身心走完人生之旅；另一方面要正确理解死亡，不惧怕死亡，给予与死亡有关的医疗行为，如安乐死、临终关怀等措施注入人性的光芒，从而以理性的态度笑傲死亡。

(3) 重点教育与普通教育相结合：就对象而言，死亡教育要以医务人员、老年人为重点，以社会人群为基础；要以临终患者为重点对象，以一般患者为普通对象。就内容而言，死亡教育要以综合的死亡观教育为基础，以安乐死和临终关怀为突破口，重点突出死亡心理教育。

(4) 医学教育与社会教育相结合：死亡教育要坚持严密的科学性，用医学专业知识和技巧阐释死亡问题。医务人员面对患者及其家属担负着重要的教育任务。同时，死亡不是简单的医学问题，它包含着极为复杂的社会因素，因此，死亡教育还有赖于社会多层面的开展。死亡教育应成为全民健康教育的内容。

3. 死亡教育的护理伦理

护理人员面对患者，特别是对临终患者及其家属，担负着死亡教育的责任。对临终患者，护理人员要给予死亡心理和观念的辅导，减轻患者的苦痛及对死亡的焦虑和恐惧，使患者准备死亡、接受死亡，面对死亡坦然处之，以提高其临终生活的品质和死亡尊严。对临终患者家属，护理人员要进行劝说，缩短其悲痛的过程，减轻其悲伤的程度。通过死亡教育，护理人员要实现死者安息，生者满意的目的。

随着护理工作日益社会化，护理人员担负着对社会人群进行死亡教育的义务。护理人员要用自己的知识去帮助人们树立正确的生死观，破除封建迷信和丧事奢办等不良习俗，促进社会的文明、进步。护理人员也要进行自我的死亡教育，提高自己抵御死亡恐惧的能力，达到超越死亡的境界。

第三节　尸体料理伦理

做好患者死后的躯体料理及善后工作是对患者生前护理的延伸，也是对死者家属的最好安慰。护理人员应保持崇高的道德责任感，认真完成好死者的善后处置任务。

一、尸体料理的伦理意义

尸体料理是护理人员在患者死亡后对死者尸体所进行的一项护理。其目的是保持尸体清洁无味、五官端详、肢体舒展、体表部位状态正常、易于鉴别等。尸体料理的伦理意义表现在以下两方面。

1. 对死者人生的负责、同情和尊重

尸体料理是一个人一生中接受的最后一项护理。人死后，其生物学特性已经消失，但其社会学特性犹在。一个曾生存于社会的人，只要其致力于人类文明价值的创造，并在这种创造活动中最大限度地实现个体存在的内在价值，其一生便是积极、充实、不朽的人生。因为其存在，并没有湮灭其存在的个体及社会的价值，而是充分地展示了这种价值。个体的存在过程不是毫无意义、孤单地来到这个世界，然后又毫无意义、寂寞地离开这个世界的过程。生与死作为一个整体展现着个体存在无限、永恒的意义和独特价值。“雁过留声，人过留名”，人们总是企图在生命结束之后，名垂千古，仍能借助于名望、形象继续存在于人们的记忆之中。正如孔子所说“君子疾没世而名不称焉”。故护理人员对死者进行良好的尸体料理，实际上体现着对死者人生的负责、同情和尊敬。

2. 对死者家属的安慰和对社会的尊重

就死者与他人、社会的关系而言，死者已融入到了复杂的社会关系之中，死者个体的有限价值已经注入到人类整体的“永恒”之中。死者虽已失去了生命，但其存在仍然不朽。对其子女而言，死者依然是其可敬可亲的父母；对同事而言，死者的过去或许是他们学习的榜样。至于那些曾经为社会做过重大贡献的人，其历史贡献绝不会因其辞世而失去，其精神将永存。故做好尸体料理是对家属的极大安慰，也是对社会的尊重。

总之，尸体料理的医学或生物学意义虽小，但其社会意义十分深远。虽然人的生物学属性可随心跳、呼吸的停止和大脑功能的丧失而逐渐消失，但其社会学属性不会随之很快失去。故护理人员做好尸体料理仍然重要，绝不可因患者的离世而对其尸体的料理采取轻视、松懈的态度。尸体料理绝不是那种非理性的对肉体生命长生不老的

无意义的追求，也不是对死后灵魂不朽的幻想，更不是死后人格复活的过程，而是对现实事业的积极追求，获得某种精神上的不朽意义。

二、尸体料理的伦理规范

1. 敬重死者，料理尽心

患者死亡后，护理人员应始终保持尊重死者的态度，及时、严肃、妥善地料理好尸体，认真细致、一丝不苟地按尸体料理程序操作。护理人员不能认为尸体已无知觉而随意摆弄，轻率暴露；不能有轻视、厌烦的态度；不能违背处置规程或任意省略操作环节；更不能在死者旁边谈笑风生，嬉笑打闹。

2. 劝慰解释，安抚家属

让死者安息，让生者满意，是护理人员的工作职责。患者死亡，无疑对其家属是个沉重的打击。对死者家属的悲伤，护理人员要给予理解，多做劝慰、解释、安抚工作，帮助其从极度的悲哀中解脱出来。护理人员要利用适当时机，对死者家属进行有关死亡的科学教育，使之尊重生命的过程，勇敢地面对现实、接受现实；同时，要劝导其节哀保重，以健康的心态度过悲伤，安排好日后的工作与生活。

3. 尸体处置，妥善负责

在尸体料理中，护理人员应担负对他人、社会的道德责任，妥善处置尸体。患者死于医院病房，可能惊扰其他患者，使之受到不良刺激。因此，护理人员在患者临终时，应将患者转移至抢救室或单人病房，以便进行临终前必要处理及死后尸体料理；若床位紧张，亦应设置屏风遮挡视线，以防同一病房其他患者受到不良刺激。患者死后尸体应尽快移出病房或送太平间。遇有传染患者死亡，其尸体料理必须严格按隔离消毒常规进行，病室及死者用物应给予彻底消毒，以防传染病传播，以维护他人健康和社会安全。

4. 遗嘱遗物，妥善处理

护理人员要尊重死者意愿，尽心尽责，妥善清点、保管和处理好死者的遗嘱、遗物。如果死者家属在场，应将其及时转交给家属；如果家属不在，应由两名护理人员共同清点、记录，并交有关人员代为保管，并通知家属前来认领。护理人员绝不可草率行事，对死者遗嘱、遗物不管不问，随意处理；更不能将死者贵重物品占为己有。死者遗嘱具有法律意义，护理人员担当见证人时一定要慎重行事，如有死者生前委托，一定要按照其意愿，将遗嘱交给其家属或单位领导或他人。同时，要尊重死者的“隐私”，切不可传播遗嘱内容。

5. 遗体器官，支持捐献

一些有识之士及其家属出于对医学事业的关心，出于对他人的帮助，提出捐献遗体、器官、组织的愿望，甚至留下相关遗嘱。对此，医务人员，包括护理人员要以热情的态度给予支持，并积极提供有关指导，帮助办理有关手续，使其愿望尽早实现，同时对有关遗体捐献的遗嘱做出必要的交代。

6. 总结死亡，弃浊扬清

患者死亡并非事情的终了，医务人员的道德责任是要完善生命、发展生命。因此，医务人员还应该对死亡的案例进行深入的实事求是的思考，认真进行死亡总结，实现维护患者权利与发展医学科学相统一的目标。

小　结

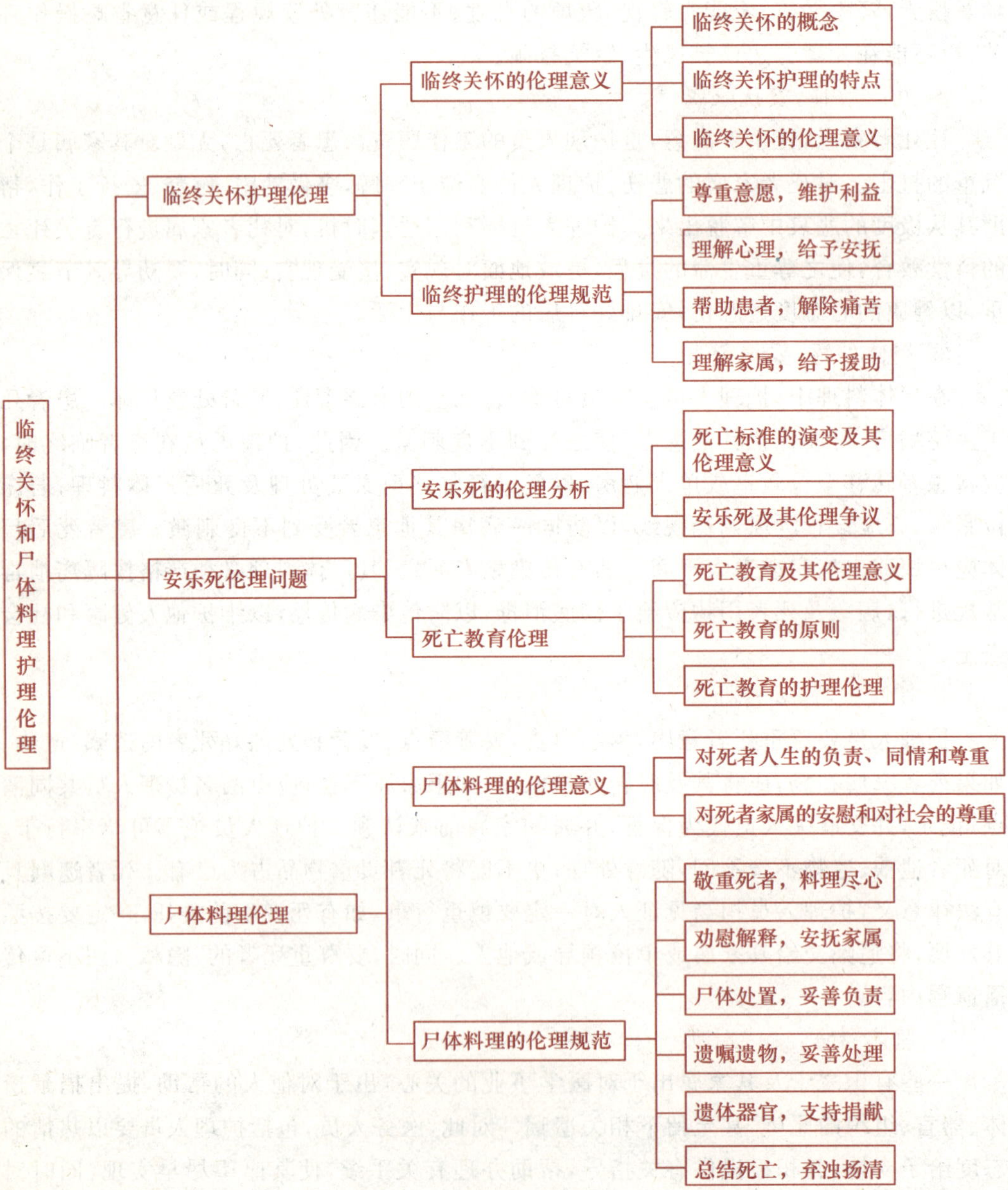

思考题

1. 护理人员在临终护理中应遵循哪些伦理规范?
2. 开展死亡教育有何伦理意义? 应遵循哪些原则?
3. 护理人员在尸体料理中应遵循哪些伦理规范?

(张绍翼)

第七章　护理伦理评价和监督

学习目标

1. 掌握护理伦理评价的标准、方式和护理伦理考核的标准以及护理伦理监督的方式。
2. 理解护理伦理评价、护理伦理考核、护理伦理监督的重大意义。
3. 了解护理伦理评价的特点，护理伦理评价、护理伦理考核、护理伦理监督的概念。
4. 能够正确评价自己和他人的护理职业活动和各种伦理现象，督促自己不断提高遵守护理道德规范的自觉性，提高护理质量、保护人民健康。

案例1

抗击非典期间，北京市有15名医务工作者在防治非典工作中因擅离职守、临危退缩受到不同处理。其中大多数是护理人员。她们有的辞职，有的私自离开医院，有的不服从工作安排，有的工作不到岗。她们分别受到了开除党籍、团籍，解除聘用合同、取消护理人员执业资格等组织和行政处理。

【思考】

1. 为什么在抗击SARS的战斗中，医务人员的表现不一，这其中的原因是什么呢？

2. 医务人员在抗击SARS的战斗的表现导致社会不同的评价，作出评价的标准是什么呢？

护理伦理评价和监督是护理伦理活动的重要组成部分。护理伦理的基本原则、规范和范畴内化为广大护理人员的品质，进而转化为高尚的行为，需要经过护理伦理评价、考核和监督等实践环节而形成。

第一节　护理伦理评价

护理伦理评价是护理伦理活动的重要组成部分。正确开展护理伦理评价，对提高护理人员的伦理水平、发展护理事业有着重要意义。

一、护理伦理评价的意义及其特点

1. 护理伦理评价的含义

护理伦理评价是指人们及护理人员根据护理伦理原则、标准和规范，对护理人员或医疗单位的行为活动所做出的道德价值判断。护理伦理评价一般有两种形式：一是同行或社会对护理人员或医疗单位的职业行为活动的评价，即同行评价或社会评价；二是护理人员对自己的职业行为所作的道德价值判断，即自我评价。

2. 护理伦理评价的意义

(1) 对护理行为的善恶起裁决作用：道德评价的标准是善与恶。护理人员的行为是否道德，即护理人员的行为是善是恶，应由护理伦理做出评价。凡是有利于患者、人类和社会的护理行为即是善，反之，则是恶。这里的伦理评价就像“道德法庭”的审判，社会评价如同“公审”，自我评价如同“自审”。通过“道德法庭”的审判，谴责护理道德低劣的行为，赞扬护理道德高尚的行为，明辨是非、分清善恶，从而激励护理人员按照护理伦理要求为人处世。

(2) 对护理人员的行为起调节作用：护理伦理评价作为护理伦理原则、规范转化为护理道德行为的重要杠杆，对护理人员的职业行为起着重要的调节作用。通过对护理行为的肯定与否定，为护理人员提供善恶标准，对护理人员的职业行为进行引导、激励、约束和控制，促使护理人员自觉按照护理伦理原则、规范去调整、去行动。护理伦理评价虽然具有非强制性，较之法律来说更温和，但其调节范围更广、调节程度更深。

(3) 对护理人员的思想起教育作用：护理伦理评价明确了是非、善恶标准并起到了抑恶扬善的作用。护理人员可以从正面事例中得到激励，从反面事例中受到教育。护理伦理评价的这种深刻教育功能，有助于护理人员从善避恶，对于提高护理人员的道德水平、增强护理伦理观念有着直接的教育和引导作用。

(4) 对护理科学的发展起促进作用：随着医学科学的不断进步和发展，新技术广泛应用，并由此产生了许多重大的医学伦理难题。如安乐死、器官移植、基因技术、残疾新生儿处理、人工生殖技术、克隆人等。通过护理伦理评价，有助于护理人员正确判断其伦理价值，解决其中的伦理矛盾，统一伦理认识，对护理科学乃至医学科学事业的发展都起着重要的促进作用。

3. 护理伦理评价的特点

(1) 护理伦理评价的主体具有广泛的社会性：护理伦理评价的主体是社会各界和医护人员，既有患者及其家属的评价，也包括整个社会对护理人员的评价。

(2) 护理伦理评价的对象具有确定性：护理伦理评价的客体对象是护理人员的职业行为。

(3) 护理伦理评价的标准具有客观性：护理伦理评价是依据一定的护理道德观

念、标准、原则和规范进行的，具有很强的客观性。

(4) 护理伦理评价的结果具有判断性：护理伦理评价要对护理行为作出善与恶、美与丑、道德与不道德的判断，进而达到抑恶扬善的目的。

(5) 护理伦理评价具有深刻性和非强制性：护理伦理评价不像法律那样具有强制的作用，而是通过社会舆论的力量和良心的信念、知耻的意向起作用。它不具有法律的强制力，但却是法律的必要补充，特别是护理人员内心的自我评价，较之其他的社会评价，更能起到法律无法起到的作用，更具有广泛性和深刻性。

二、护理伦理评价的标准

护理伦理评价的标准是指衡量护理人员行为善恶及社会效果优劣的尺度和依据。符合尺度和依据的言行或人，就是善的；反之，就是恶的。

护理伦理评价的标准有以下几个方面。

1. 有利

(1) 疗效标准：即护理行为是否有利于患者疾病的缓解、痊愈、保障生命安全。这是衡量护理人员行为善恶最根本的标准。护理学的任务是维护人的生命，增进人类健康。如果明知某些护理措施对患者疾病的缓解和根除不利，护理人员仍予以采用，无论其主客观原因如何都是不道德的。

(2) 科学标准：即护理行为是否有利于护理科学的发展和社会的进步。随着高科技在护理实践中的应用，护理水平不断提高、护理功能不断扩大、护理科研不断发展、护理成效日益显著。护理人员应在促进人类生命健康的前提下，树立科研意识，用奋发进取和严谨求实的治学态度开展护理科学研究，用实际行动推动护理科学的发展和社会的进步。

(3) 社会标准：即护理行为是否有利于人类的健康长寿、优生以及保护和改善人类生存环境。即应有全局观念，将患者的个人利益与他人、社会、人类生存和发展的整体利益统一起来。护理人员在采取有利于患者康复的方法与措施时，应考虑该方法与措施是否会对他人、社会、人类生存和发展的环境造成负面影响。如在处理医院废水、废物、化学性、放射性物质时，护理人员既要考虑患者的卫生和安全，又要考虑人民群众的健康和安全，以及对生态环境的影响，以利于全人类的生存与发展。

以上三条标准是辩证统一的，护理伦理评价应将三条标准结合起来，整体把握，只有这样，才能对护理伦理行为做出全面、客观、科学的评价。

2. 自主

自主权是患者的基本权利，也是建立和谐护患关系的前提和条件。护理人员要尊重患者的自我决定权，即在护理实践中，尊重患者的知情同意权和知情选择权。是否尊重患者的自主权是评价和衡量护理人员伦理行为的重要标准之一。

3. 公正

公正是指人际交往中，待人处世公道、平等、合乎道义。它不仅是社会生活中重要的伦理原则，也是护理伦理评价的重要标准。护理实践活动中的公正包括两个方面的含义：一方面是“收益”和“负担”的公正合理分配，指国家公正、合理地使用和分配有限的卫生资源，即“分配公正”；另一方面是指平等待人，一视同仁。在护理实践中，护理人员要公正、平等地对待患者。

4. 互助

互助即社会互助。医学和护理学发展的趋势，越来越需要医护人员之间的相互支持、多学科之间的协同一致。我们强调个人、集体和社会利益的一致，就必须团结互助。在护理实践中的互助标准是指多科室、多部门密切配合，医护工作者之间团结协作，共同的目标是维护患者的健康利益，促进护理学和医疗事业的发展。护理人员的行为是否能做到真正帮助患者，有没有体现社会互助的理念，能不能协调好个人、集体与社会的利益关系，也是护理伦理评价的重要标准。

三、护理伦理评价的方式

护理伦理评价主要通过社会舆论、传统习俗和内心信念等方式进行。前两者来自社会的评价，属于客观评价；后者是自我评价，属于主观评价。在护理道德评价中，必须把客观与主观评价紧密结合起来，才能使评价更加全面、客观、公正。

1. 社会舆论

社会舆论是指公众对某种社会现象、行为和事件的看法或态度，即众人的言论。

知识链接

社会舆论有正式和非正式两种：正式的即自上而下的社会舆论，如报纸、电台、电视、网络等；非正式的即自下而上的社会舆论，是人们根据一定的道德观念、道德原则或传统习惯而自发形成的舆论。

社会舆论是护理道德评价中最普遍和最重要的方式。社会舆论分为两类：一类是社会性评价，即患者及其家属和社会各界对医疗单位及护理人员的护理状况的评价，通过表扬、批评或肯定、否定一些护理行为和做法，形成一种扬善抑恶的精神力量，从而增强护理人员对个体行为的社会道德责任感。社会性评价是护理伦理基本原则、规范赖以发挥作用的主要因素。另一类是同行评价，即来自医学领域的评价，这种评价在医疗卫生单位最常见，它有利于从护理科学的特点和规律出发，进行深层次的职业伦理论证，进而解决技术操作是否符合护理道德规范等方面的问题，是对护理人员实行直接监督的有效途径。

社会舆论作为一种无形的精神力量，在护理伦理评价中起着特殊作用，其主要特点是认识范围的群众性、对人们行为的约束性、传播速度的快捷性、影响范围的广泛性。社会舆论发挥着特殊作用，给护理人员造成广泛包围的道德氛围，具有强大的威慑作用，无形地影响、控制着护理人员的职业行为。

但需要注意的是社会舆论并不都是正确的。正确的社会舆论可以鼓励护理人员坚持道德心和事业心，为每个人充分履行自己的道德责任提供良好的社会条件。不正确的社会舆论则可能会抑制护理人员的进取心，动摇护理人员的道德心和事业心，动摇医德原则。面对社会舆论，护理人员应该冷静、理智，明辨是非、善恶和荣辱，坚持真理，改正错误。

2. 传统习俗

即传统习惯和风俗，指人们在长期社会生活中形成的稳定的习以为常的行为倾向、行为规范和生活方式。传统习俗具有三个特点：形成过程的历史悠久性；衡量人们行为标准的稳定性；支配人们行为的普遍约束性。传统习俗对人们行为的影响持久而深远。

传统习俗往往同社会心理、民族情绪交织在一起，对护理人员的心理和行为产生强大的制约作用。传统习俗在护理伦理评价中的主要功能表现：第一，它是评价护理行为善恶价值最初的最起码的标准；第二，它是护理伦理评价作出的价值判断和准则得以巩固和流行的外在形式。

传统习俗并不都是健康的，既包括优秀的传统美德，也包含一定的历史沉渣和惰性。对传统习俗在护理伦理评价中的作用要做具体分析，区别对待。护理人员应取其精华、弃其糟粕，促进新的符合时代特点的护理伦理风俗习惯的形成。

3. 内心信念

内心信念指人们根据一定的社会伦理原则、规范而形成的伦理信念，是人们发自内心的真挚信仰。

护理人员的内心信念是护理人员发自内心地对道德义务的真诚信仰和强烈的责任感，是对个人行为进行善恶评价的精神力量。内心信念是护理人员护理伦理选择的内在动机，也是构成护理道德品质的基本要素。第一，内心信念作为一种强烈的责任感，是推动护理人员对行为进行善恶价值评价最直接的内在动力。第二，内心信念作为深入到内心的道德意识和准则，也是护理伦理评价的直接标准。第三，内心信念包含着道德情感和意志等因素，可以作为一种“强制力”迫使护理人员接受善恶判断的赞扬或谴责。在多数情况下，具有高尚道德的护理人员时刻凭着良心选择个人行为，评价个人行为，对于偶然出现的违背道德的行为即使无人发现，也会责备并告诫自己不能重犯。有这种意志和道德情感的护理人员很多成为模范，受到人们的爱戴和尊重。第四，内心信念可以使伦理评价成果变为个体内在的稳定因素。护理伦理评价成果只有成为每一个护理人员的内心信念或日常行为习惯时，才能达到预期目的。由上可知，内心信念具有稳定性、深刻性、约束性三个显著特点，它是护理伦理评价的最基本方式。

总之，社会舆论、传统习俗、内心信念三种伦理评价方式各有不同的特点。社会舆论是现实的力量，具有广泛性；传统习俗是历史的深刻印记，具有持久性；内心信念是内在的自我力量，具有深刻性。这三种评价方式互相渗透、互相影响、互相补充。护理人员内心信念的形成离不开社会舆论和传统习俗；而社会舆论和传统习俗在护理伦理评价中发挥作用只有通过护理人员坚定的内心信念实现。因此，在护理科学改革发展的新形势下，综合运用各种形式才能使护理伦理评价发挥更好的作用。

第二节　护理伦理考核

护理伦理评价是对护理人员的护理行为的性质即善或恶作出评价，属于定性分析判断；护理伦理考核则是在护理伦理评价的基础上，对护理人员的护理行为的善恶程度作出评价，属于定量分析判断。

一、护理伦理考核及其意义

1. 护理伦理考核的含义

考核是根据一定标准或原则对组织或个人进行量化评价的方式。如单位对工作人员工作情况的考核、上级部门对下级部门年度目标的考核等。护理伦理考核是医疗单位根据护理伦理原则、规范和范畴对护理人员的护理活动和护理行为进行伦理道德价值和水平的考察、鉴定与评价。

案例 2

最合格的助手

有位护理人员刚从学校毕业，在一家医院实习，期间若能让院方满意，便可获得一份正式工作。一天，有位因车祸而生命垂危的患者需要手术，这位实习护理人员被安排做外科手术专家、院长亨利教授的助手。当手术将完，患者伤口即将缝合时，这位护理人员突然严肃地对院长说："亨利教授，我们用了十二块纱布，可是您只取出了十一块。"院长不屑一顾地回答说："我已经全部取出了，不要多说，立即缝合。""不，"这位护理人员高声抗议道，"我们确实用了十二块纱布。"院长对此不加理睬，命令道："听我的，准备缝合。"这位实习护理人员听到后，几乎大叫起来："你是医生，你不能这样做！"直到这时，院长冷漠的脸上才浮出一丝微笑。他举起手心里握着的第十二块纱布，高声宣布道："她是我最合格的助手。"

【思考】

1. 请分析该实习护理人员为什么会被医院录用？

2. 你从中得到什么启示？

2. 护理伦理考核的意义

（1）有利于促进护理人员护理伦理水平的不断提高：护理伦理考核采用量化的指标体系对护理人员的职业行为进行剖析与计算、对职业行为的善或恶作出测量、对护理人员护理伦理水平的高低进行鉴定。这种从无形的评价到有形的考核，以及通过量化的考核到定性的评价，可以促使护理人员认真履行职责，恪守护理伦理规范，以严谨的护理医疗工作作风、良好的护理医疗工作态度、强烈的护理责任感来指导自己的职业行为，不断提高自己的护理伦理水平。

（2）有利于保证医疗单位改革的正确方向：护理伦理考核对医疗单位的改革和护理人员的管理具有重要的现实意义。根据1998年卫生部制定的《医务人员医德规范及其实施办法》、1993年卫生部发布的《中华人民共和国护理人员管理办法》等有关护理人员管理制度的规定，各医疗单位都必须把医德医风建设作为单位目标管理的重要内容，作为衡量和评价医疗单位工作好坏的重要标准。在医疗护理实践中，各医疗单位都要建立医德医风考评制度，建立医德考核档案，并将考核结果作为聘用、加薪、晋职及评优的首要条件和主要依据，实行奖优罚劣。这样，有利于使护理伦理规范、原则转化为护理人员的内在品质和行为习惯，促进良好的道德风尚和护理科学的发展，从而保证医疗单位改革的正确方向，更好地促进人民健康。

二、护理伦理考核的标准

护理伦理考核必须做到全面、客观和科学，这就要求制定正确的护理伦理考核标准。

护理伦理考核标准是对护理人员的职业行为进行伦理方面的考察与鉴定的尺度、依据。它必须具备可操作性、可比性、综合性、推动性。护理伦理考核标准应该是客观的，具体应该包括三个方面的评价：有利于患者的健康；有利于人类的生存环境；有利于护理科学的发展和社会的进步。在护理实践中，这三个方面的客观标准可结合各医疗单位的实际，转化为具体的护理伦理量化考核标准。

1. 护理道德规范的量化指标

1998年卫生部制定的《医务人员医德规范及其实施办法》规定的七条医德规范和1993年卫生部发布的《中华人民共和国护理人员管理办法》第四章“执业”中第十九条至第二十六条的有关要求，是护理人员职业行为的思想和行为标准，同时，也是各医疗单位制定护理伦理考核量化指标的重要依据。

各医疗单位可以根据以上规定的要求，结合各单位工作实际，制定出具体的可操作的护理伦理考核量化标准或量化考核指标体系考核护理人员。一般情况下，可以从以下几个方面对护理伦理行为进行量化考核。

(1) 是否积极救治患者：防病治病、救死扶伤既是对护理人员最基本的要求，又反映了护理工作的职业特点。在护理实践中，护理人员能否从患者利益出发、不失时机地对患者予以处置。

(2) 是否尊重患者：尊重患者就是尊重患者的人格和尊严。在护理实践中，护理人员对患者是否一视同仁；即使对精神病患者或因道德不检而致病的人能否给予尊重。

(3) 是否关心体贴患者：患者是有生命、有思想、有感情的人。在护理实践中，护理人员能否通过语言、态度、行为给予患者生活上的照料和心理上的关怀；能否尽可能地满足患者的正当欲望和需要；能否尽可能帮助患者将痛苦降低到最低程度，尽早恢复健康。

(4) 是否廉洁奉公：能否正确对待患者的酬谢，拒收及上交红包、礼物、吃请；是否以精湛的技术和优质服务合理增加收入；是否采用开大处方、滥用药物和各种检查掠夺患者财物。

(5) 是否团结协作：能否树立整体观念、大局意识；医护、护际之间能否互相尊重、互助理解、互相支持、求同存异；能否尊重同行、同事的长处；能否尊重同行、同事的劳动成果和荣誉。

(6) 是否敬业奉献：是否树立职业荣誉感和自豪感；是否忠于职守；是否虚心好学，积极进取，能否钻研技术，精益求精；能否关心患者，无私奉献。

(7) 是否服从工作安排：能否严格遵纪守法；遇到严重威胁人群生命健康的紧急情况下，能否服从卫生行政部门调遣。

2. 患者及其家属对护理医疗行为的满意度

患者及其家属对护理工作的满意度是护理伦理考核的重要指标。科学地设计患者及其家属对护理人员及其护理行为的反馈表；广泛、全面征集患者及其家属的意见；计算患者及其家属对护理人员职业行为的满意度，是护理伦理考核量化的重要依据。我们可以从多方面征求患者及其家属对护理人员职业行为的满意度：能否热情、亲切地接待患者；能否主动协助患者就诊；分诊是否及时、准确；预检是否认真、准确；注射是否坚持查对制度；是否主动与患者沟通；是否尊重、同情、体贴患者，等等。

3. 受表扬、批评的次数

受到表扬或批评的次数能从一定程度上反映出护理人员护理伦理水平的高低。根据护理人员受到表扬或批评的次数、级别、程度、影响等，可以制定出量化考核细则，纳入护理人员护理伦理考核指标体系。对得到各级各方面表扬的护理人员应当给予嘉奖；对遭到各级各方面批评的护理人员应当给予批评和处罚。

总之，在护理伦理考核实践中，应该根据各单位各部门的具体实际情况，将三方面考核标准有机结合起来，对护理人员的职业活动进行全面、客观、公正的伦理考核。对于某些无法量化的护理行为，可以根据实际情况制定定性考核指标纳入整个考核指标体系。一般情况下，在整个护理伦理考核指标体系中，应将定量考核指标与定性考核指标相结合，定量考核应占较大比例，一般可以用百分制来衡量；定性考核应占较小比例。将二者结合起来，综合测评，得出优秀、良好、合格、不合格或优、良、中、差四个等级。将护理人员的护理伦理考核等级同奖惩、晋升、聘任、进修、学历提升等联系起来，制订可操作的实施细则，以达到奖优罚劣，树立榜样，鞭策落后，从整体上提高护理人员护理伦理水平的目的。

三、护理伦理考核的方法

护理伦理考核的方法主要有护理人员自我评价、社会评价、科室评价、单位考核和上级考核等。通过自评和他评，对护理人员的护理行为作出量化的评定，全方位、多层次地开展护理伦理考核。

1. 自我评价

自我评价是指护理人员根据护理原则、规范和岗位职责的要求，对自己的护理行为进行的伦理评价。

2. 社会评价

社会评价是包括患者及其家属的社会各界对护理人员的护理行为所进行的伦理评价。

社会评价考核的具体方法主要有医疗单位向患者及其家属发放、回收的征求意见表；设立监督电话、举报箱、意见簿等；聘请医德医风社会监督员、设立医德医风监督岗等。

3. 科室评价

科室考核是医疗单位各科室根据本单位和本科室制定的护理伦理量化考核标准，对本科室护理人员的护理行为进行的伦理考核。

4. 单位评价

单位考核是医疗单位根据本单位制定的护理伦理量化考核标准对本单位护理人员的护理行为进行的伦理考核。

5. 上级考核

上级考核是卫生行政机关对所属的医疗单位和护理人员在执行护理伦理原则、规范等方面进行的检查、考核和鉴定。

6. 考核细则

护理伦理考核应注意以下几点。

(1) 全面考核与重点考核相结合：坚持全面考核与重点考核相结合，以重点考核为主。考核重点放在两类人员上：一类是护理伦理评价较好的护理人员；一类是护理伦理评价较差的护理人员。

(2) 平时考核与年终考核相结合：坚持平时考核与年终考核相结合，注意平时考核。平时要收集和积累医疗单位、护理人员、患者及其家属、新闻媒体、社会各界对本单位护理人员伦理行为的评价意见、评价材料，以便年终能对护理人员作出客观、全面、公正的评价。

(3) 奖惩严明：依据考核结果作出相应的奖惩处理，但应以奖励为主。重点评选出那些平凡中显真情；危急时显身手的事迹真实、感人的优秀护理单位和护理群体以及表现突出的护理人员，树立护理伦理楷模，加强舆论宣传和引导，激发护理人员的职业荣誉感，鞭策护理伦理后进人员，从整体上提高护理人员的伦理水平，推动医疗单位护理伦理考核方法的改进和完善。

第三节　护理伦理监督

护理伦理评价是护理伦理监督的基础和条件，护理伦理监督则是护理伦理评价的重要保证。二者都是搞好护理伦理建设的重要内容，对增强护理人员的伦理观念，加强医院的精神文明建设具有重要作用。

一、护理伦理监督及其意义

1. 护理伦理监督的含义

护理伦理监督就是通过各种途径和方法，检查、评估护理人员的职业行为是否符合护理伦理的原则、规范，帮助护理人员树立良好的护理道德风尚的活动。简而言之，就是按照护理伦理的原则和规范对护理人员履行护理伦理的情况所进行的检查和督促活动。在医疗卫生部门广泛深入地开展护理伦理监督活动，可以提高广大护理人员的伦理道德水平，督促他们自觉遵守护理伦理原则和规范，对于维护医疗护理活动的正常秩序，更好地提高护理工作的质量和水平，促进护理科学的发展，保护人民健康，加强社会主义精神文明建设，都具有十分重要的意义和作用。

2. 护理伦理监督的意义

(1) 护理伦理监督是搞好医德医风建设的重要保证。

护理伦理监督根据护理伦理的原则和规范，通过各种有效的途径和方法，对护理人员的行为进行监督，以确保护理人员自觉遵守原则和规范，从而加强社会主义医德医风建设。通过护理伦理监督，可以巩固护理伦理教育的积极成效，在护理实践活动中形成人人以遵守护理伦理原则和规范为荣，以违反护理伦理原则和规范为耻的风尚，营造良好伦理氛围，形成集体舆论环境。这有利于促进护理人员加强自身护理伦理修养。

当前，在经济成分和经济利益、社会生活方式、社会组织形式、就业岗位和就业方式上出现了多样化趋势；高新技术发展迅速，各种思想文化相互激荡；人们的思想观念和价值取向发生了新的变化，道德的冲撞、失范和扭曲相共生，严重影响着社会主义医德秩序和规范，因而社会转型期的护理伦理监督比以往任何时候都显得更为必要和迫切。

(2) 护理伦理监督是培养护理人员良好护理道德品质的重要条件。

护理道德品质的形成是由他律性伦理责任感向自律性伦理责任感转化的过程，存在着由外在向内化的转变过程。这个演进和转化过程不是完全自发的，而是需要一定的主观和客观条件。主观条件是护理人员自身的伦理道德修养程度和自觉性的高低；客观条件是外部客观环境的优劣状况。这就要求既要对护理人员进行系统的护理伦理教育，又要对护理人员进行有效的护理伦理监督。护理人员要想成为一个具有良好护理道德品质的人，总是要在一定的约束和监督之下，通过不断学习、实践，用护理伦理原则和规范时时对照督促自己，发扬优点，纠正不足，才能达到道德养成目标。上述主客观条件缺一不可，它们相互作用，互为条件。因此，在加强社会主义医德医风建设中，护理伦理监督是培养护理人员良好护理道德品质不可缺少的重要条件。

二、护理伦理监督的方式

改革开放以来，党和政府更加重视护理人员队伍的稳定、护理人才的培养和护理质量的提高，先后颁布了一系列护理人员管理方面的法规、规章和规范性法律文件，1982 年卫生部在颁布的《医院工作制度》和《医院工作人员职责》中，规定了护理工作制度和各级各类护理人员的职责。1988 年卫生部制定了包括规范护理人员行为的《医务人员医德规范及其实施办法》。1993 年，为加强护理人员管理、提高护理质量、保障医疗和护理安全、保护护理人员的合法权益，在总结多年护理人员管理经验的基础上，卫生部发布了《中华人民共和国护理人员管理办法》，该办法从 1994 年 1 月 1 日起实施，规定了护理人员考试和执业注册制度，有效地规范和促进了护理人员和护理职业的发展。为了进一步维护护理人员的合法权益、规范护理行为、促进护患关系和谐发展、保障医疗安全和人体健康，2008 年 1 月 23 日，国务院第 206 次常务会议通过了《护理人员条例》，自 2008 年 5 月 12 日起实施。

在国家颁布的一系列护理人员管理方面的法规、规章和规范性法律文件的基础上，全国各地医疗卫生部门在广泛开展护理伦理教育、护理伦理修养的过程中，结合本地区、本部门的实际情况，相继制定出台了一系列地方性护理伦理法规、规章，取得了较好的效果。

这些法规、规章和规范性法律文件都明确地规定了护理道德行为准则，提出了具体的护理伦理行为规范，既是护理人员必须遵循的行为规范，也是护理伦理监督的法律依据和标准。在护理伦理监督实施过程中，各地医疗卫生单位提出和创造了许多护理伦理监督的方式和方法，大体有以下几种。

1. 法律监督

道德与法律是对立统一的关系，一方面，道德是通过说服教育和榜样感化的自律性行为规范，它是通过社会舆论的赞扬和谴责、表彰和批评的方式来实现的，而法律则是通过禁令或强制性的他律性规范，依靠审讯和裁决来强制执行；另一方面道德与法律在某些内容上又是相互依存、相辅相成的，在一定条件下二者是可以相互转化的。道德教育和道德舆论的作用有助于提高法律的尊严和功效，而法律则能够加强道德的影响威力。

道德固然以扬善为基本特征，但制恶也是不可缺少的一个方面。法律监督以强制为特征，是更有效的制恶手段。以法律来监督道德行为，对于各种非道德行为无疑会起到震慑作用。对非道德行为的惩罚无异于是对道德行为的褒奖。特别是在社会转型时期，法律监督可以给人们以确定的价值定向，有助于迅速扭转社会行为的失范状态。这一手段是其他手段所无法替代的，对道德活动从根本上起到了有效的保障作用。如《中华人民共和国护理人员管理办法》、《护理人员条例》等卫生法规，对增强护理人员的责任感和提高护理人员遵守护理伦理规范的自觉性，具有十分重要的促进和保证作用。

2. 舆论监督

舆论监督是指通过新闻媒体和人民群众广泛的口头、文字信息传播，实施对医疗单位和护理人员职业行为的监督。这是一种快捷、直接、威慑力大、影响面广的护理伦理监督方式，在护理伦理建设中发挥着不可替代的舆论导向和监督作用。在我国，有目的、有计划、有组织地形成的舆论监督是构成护理伦理监督的主要组成部分，在护理伦理行为导向上起着主要的积极的作用；而人们自发形成的舆论监督经常成为有组织的舆论监督的必要补充并受其支配、影响和制约，同样起着一定的约束、导向作用。在现实社会生活中，护理伦理监督已成为监督、评价护理人员伦理道德行为的一种手段，对促进医德医风和社会主义精神文明建设起着越来越重要的作用。

3. 社会监督

动员社会力量监督医德医风问题，是近年来医疗卫生部门实施医德监督改革的新举措。在我国，人民群众是国家和社会的主人，任何人生了病都有权获得优质的治疗和护理，因而他们是护理伦理活动状况的直接受益者或受害者，群众中蕴含着丰富的护理伦理监督的智慧和能力。这项举措具有广泛性、群众性、客观性的特点。因此，应该采取切实可行的措施，增加医院管理的透明度，将医院的各项管理制度、护理伦理规范等向社会公开，自觉接受社会各界的监督。同时，还应建立和完善各种有利于公众监督的规章制度和有效措施。

（1）建立公开服务制度：实行挂牌服务，实行住院顺序、手术顺序、检查项目、收费价格公开制度。

（2）建立投诉制度：设立意见簿、意见箱；设立举报信箱、举报电话；定期召开社会各界代表座谈会；设立院长接待日、门诊行政主任接待室，广泛听取社会各界对护理人员伦理道德的意见。

（3）建立社会监督员制度：社会监督员可由新闻单位的记者、上级主管部门的领导、合同单位的代表组成，对护理人员的伦理行为进行监督，定期或不定期进行评论、报道。

(4) 定期召开病员座谈会：在病员座谈会上，对门诊、住院、出院患者等进行满意度调查，广泛征求意见，及时反馈意见并认真改进。

(5) 认真受理群众来信来访和举报投诉工作。

4. 制度监督

制度监督是一种具有文字规范、较强约束力的监督措施和手段，也是医德监督的基本方式之一。制度以其强制性和强有力的约束机制对人们的行为产生制约作用。医疗卫生部门大都制定了各项规章制度，以便于医护人员自觉遵守，照章办事。这些制度都是遵循一定的法律法规、依据一定的护理伦理原则和规范而制定的，把这些护理伦理原则和规范以制度的形式反映出来，具有明确、具体、可操作性等特点。它可以使护理人员在执行这些规章制度的同时，也接受护理伦理的监督，并以此提高护理人员的伦理道德水平。

目前，在护理伦理建设中，建立健全护理伦理监督的激励和约束机制尤为重要。

(1) 建立护理伦理评价体系：使护理伦理的评价和监督建立在科学客观的评价基础上。

(2) 严格执行奖惩制度：凡违反护理伦理规范的护理人员，应根据实际情况给予批评教育，并责令其改正；情节严重的给予处罚甚至依法惩处。对于模范遵守护理伦理规范的护理人员，要运用物质、精神手段给予激励。

5. 自我监督

如果说法律监督、舆论监督、社会监督、制度监督都属于外在式他律的话，那么，护理人员的自我监督则属于内省式自律了。自我监督是护理人员依靠其内在的、自身的力量，对其护理伦理品质和行为的监督。自我监督是护理伦理监督的一种重要方式，也是护理人员发挥主观能动性，加强自身修养的自省、自控、慎独的一种重要监督方式。

在医疗实践中，由于护理人员工作的特殊性，常使他们在没有人监督的情况下独立进行，在这种情况下，法律监督、舆论监督、社会监督、制度监督等监督手段很难直接发挥作用，这主要靠护理人员的“慎独”，靠其内在的自控自律能力，靠自身的职业良心监督。护理伦理的自我监督是以护理伦理原则、规范为标准，以“将心比心”良心萌发为前提的。在此基础上，自己检查自己的言行，改正不符合护理伦理原则和规范的行为，坚持正确的行为，从而达到自我约束，实现护理伦理的他律性向自律性的转化。

护理伦理监督的方法很多，应该在实践中不断总结和发展，与时俱进，以便创造出更多、更切实可行的方法。在当前深化医疗卫生体制改革的新形势下，要逐步建立健全护理伦理监督机制，大胆探索护理伦理监督的有效方法，并使护理伦理监督向制度化、规范化、法制化方向发展。

小　结

- 护理伦理评价和监督
  - 护理伦理评价
    - 护理伦理评价的意义、特点
      - 护理伦理评价的含义
      - 护理伦理评价的意义
      - 护理伦理评价的特点
    - 护理伦理评价的标准
      - 有利
      - 自主
      - 公正
      - 互助
    - 护理伦理评价的方式
      - 社会舆论
      - 传统习俗
      - 内心信念
  - 护理伦理考核
    - 护理伦理考核及其意义
      - 护理伦理考核的含义
      - 护理伦理考核的意义
    - 护理伦理考核的标准
      - 护理伦理规范的量化指标
      - 患者、家属对护理工作的满意度
      - 受表扬、批评的次数
    - 护理伦理考核的方法
      - 自我评价
      - 社会评价
      - 科室评价
      - 单位评价
      - 上级考核
      - 考核细则
  - 护理伦理监督
    - 护理伦理监督及其意义
      - 护理监督的含义
      - 护理监督的意义
    - 护理伦理监督的方式
      - 法律监督
      - 舆论监督
      - 社会监督
      - 制度监督
      - 自我监督

思考题

1. 什么是护理伦理评价？护理伦理评价的标准是什么？
2. 在护理工作中，如何实施护理伦理考核？
3. 护理伦理监督的方式主要有哪些？

（胡荣红）

第八章　护理伦理教育和修养

学习目标

1. 掌握护理伦理教育和修养的含义及特点。
2. 熟悉护理伦理教育的过程和方法。
3. 了解护理伦理修养的境界，护理伦理教育和修养的意义。
4. 掌握和运用护理伦理教育的原则及护理伦理修养的途径和方法并指导实践。

案例 1

某患者做宫颈息肉切除手术，由于护理人员粗心大意，不负责任，将宫颈病灶标本丢失，从而不能进行病理性分析，无法确定宫颈是否发生癌变，使患者生活于担心癌变的恐惧之中，导致精神抑郁，患者及家属要求医院赔偿。

【思考】

1. 上述案例中护理人员出现错误行为的原因是什么？
2. 护理人员加强护理伦理教育和修养的重要性。
3. 加强护理人员护理伦理教育的最终目标是什么？
4. 加强护理人员护理伦理修养有哪些途径与方法？

护理伦理教育和修养是培育护理人员高尚护理道德品质不可缺少的护理伦理实践活动，是形成良好护理道德行为的重要因素。护理伦理教育是护理伦理行为的先决条件，属于外在因素，是护理伦理实践的基础；护理伦理修养是护理伦理实践活动的内在表现，属于内在因素，它以护理伦理行为为载体，体现在护理伦理实践活动的全过程；其目的都是促进护理人员良好的道德品质形成，更好地履行护理道德义务。

第一节　护理伦理教育

护理伦理教育是护理人员道德品质提高过程中必不可少的环节。通过护理伦理教育对护理人员的品格进行陶冶和塑造，使护理伦理理论、原则和规范转化为护理人员内在的道德信念、高尚的道德品质和良好的护理道德行为，以提高护理人员思想道德境界。

案例 2

2006年8月12日下午6时36分，人民的好军医华益慰在北京军区总医院走完了他73年平凡而高尚的人生。他行医56年，接诊上万人，手术数千例，从没有出过一起医疗差错，从没有做过一件对不起患者的事，以高尚的医德和高超的医术成为医生这个圣洁职业的楷模，不愧是广大医务工作者的杰出代表和学习的榜样。

"淡泊、宁静。敬业、乐群。无欲则刚、有容乃大。"是华益慰的座右铭。

2006年"感动中国"节目评价华益慰，"不拿一分钱，不出一个错，这种极限境界，非有神圣信仰不能达到。他是医术高超与人格高尚的完美结合。他用尽心血，不负生命的嘱托。"

华益慰带走的是大爱大医的故事，留下的是一面镜子。作为一个以拯救生命为天职、承载着社会道德最厚重部分的医护人员应该怎样面对患者？在一个充满诱惑的时代，如何才能保持心灵不被杂质腐蚀？华益慰如同一面镜子，透过这面镜子，人们当以华益慰高尚的品格反观、自省。这面镜子的光芒，照射着所有无愧于"白衣天使"称呼的医护人员。华益慰走了，但他留给我们的一切，将会一代代珍藏和传递下去。这是逝者留给生者的精神礼物，也是我们对华益慰的最大告慰。

【思考】

1. 通过华益慰的典型事迹说明加强护理人员的护理伦理教育的重要性。
2. 通过护理伦理教育过程达到护理伦理教育的最终目标。
3. 进行护理伦理教育有哪些原则和方法？

一、护理伦理教育的含义、特点和意义

（一）护理伦理教育的含义

护理伦理教育是指医学教育和医疗卫生机构依据护理道德原则和规范，对在校护理专业学生和护理人员进行有组织、有计划、有目的的护理伦理学理论与实践知识灌输的系统的教育活动。护理伦理教育是贯穿于护理专业学生在校学习始终的重要内容，是医院加强医德医风建设经常开展的重要活动，是护理人员必须接受的终身教育和系统工程。

（二）护理伦理教育的特点

护理伦理教育不仅具有一般伦理教育的特点，还有其特殊性。

1. 护理伦理教育的实践性

空洞的脱离实践的护理伦理教育不能达到护理伦理教育的目的。因此，护理伦理教育应适应社会实践的客观需要，适应卫生改革的需要。坚持护理伦理教育的实践性，强调护理伦理的基本知识、基本理论教育同时，重视把知识、理论付诸实践的教育，

使理论与实践、知与行相统一。引导护理人员理论联系实际，联系当今社会和护理事业的实际需要，联系医学和护理学发展中遇到现实伦理问题，真正把所学知识、理论付诸护理实践，在卫生改革中自觉履行护理道德义务。

2. 护理伦理教育的专业性

只有把护理伦理教育融化于具体的护理实践中，解决具体的护理伦理和深化卫生改革带来的医学护理问题，才能取得良好的教育效果。因此，护理伦理教育从内容到方式、从理论到实践都应与护理专业紧密相连，体现护理专业的特性。同时，护理伦理教育深受社会大环境影响和制约，因此，在护理伦理教育中，必须与护理人员日常的思想政治教育、民主与法制教育相结合。突出护理伦理教育的专业性同时，“综合治理”才能收到良好的教育效果。

3. 护理伦理教育的针对性

护理伦理教育以形成护理人员道德品质的诸因素为内容展开教育，并选择医疗机构最需要、最迫切、最奏效的方面及最适合受教育者实际情况的教育内容和方式进行有针对性的教育。由于各医疗机构具体情况不同、护理人员的护理道德水准不同，护理工作专业、职称职务、工作经历也不同，因此，护理伦理教育应依层次规律，承认差别，因时、因地、因人区别对待，选择最适合受教育者的内容进行教育，对不同层次的护理人员提出不同的教育要求，切忌一刀切。只有从各医疗机构的实际情况出发，采取不同的有针对性的教育措施，才能使护理伦理教育不断深入取得成效。

4. 护理伦理教育的长期性

培养良好的护理道德品质，养成良好的护理道德行为和习惯是一个重复、渐进、长期的过程。因此，塑造“白衣天使”的护理伦理教育同样也是一个系统工程，必须长期、反复地引导、熏陶、浸润，绝非一朝一夕之功。护理伦理教育必须遵循由浅入深、循序渐进、逐步完善的规律，本着千里之行始于足下的精神，积小善成大德，汇细流成江海，切不可操之过急。对护理人员的伦理教育要终其一生，突击教育是不可能完成护理伦理教育任务的。

5. 护理伦理教育的多样性

护理伦理教育本着有利于培育护理人员的护理道德品质、有利于护德护风的建设、有利于维护患者利益展开多种形式的教育活动，除了传统的讲授外，利用多媒体技术，采用图片、视频形式，进行典型宣传、案例剖析、疏通引导、综合强化、自我教育以及其他寓教于乐的各项校内外活动和护理实践活动，实现护理伦理教育目标。

（三）护理伦理教育的意义

加强护理伦理教育，形成良好的护理道德风尚，既是精神文明建设的重要内容，又是医疗机构经常性的一项思想政治工作任务。有组织、有计划、有目的地开展护理伦理教育具有重要的意义。

1. 加强护理伦理教育是培养德才兼备护理人员的重要途径

护理伦理教育是护理教育不可缺少的有机组成部分，也是培养合格护理人才的重要途径。合格的护理人员不仅要有扎实的护理理论和精湛的护理技术，更要有高尚的护理道德品质。只有具备了高尚的护理道德品质，才能在护理实践中将全心全意为患者服务的道德原则转化为内心信念，不计个人得失，敢于承担风险；技术上精益求精，不断提高；发扬救死扶伤的医学人道主义精神，为医学科学和护理事业的发展、保障人类的健康而献身。护理道德品质不会自发形成，它是护理人员在学习和工作中，通过护理伦理教育途径，接受护理伦理教育的灌输以及个人不断努力学习，自觉修养形成的。通过护理伦理教育使护理人员认识从事护理工作的意义，培养正确的人生观、价值观和道德观，使护理道德的基本原则和规范转化为护理人员和护理专业学生的行为和习惯，并在护理实践中成长为优秀的护理人才。

2. 加强护理伦理教育是形成良好护理道德风尚的重要环节

护理伦理教育是护理专业学生和护理工作者的职业需要，是培育良好护理道德风尚的重要基础性工作。实践证明，护理伦理教育开展好的单位，其护理人员的道德意识就强，履行护理道德原则和规范就自觉，护德护风就好，对于深化卫生体制改革、改进医院护理工作、改善护患关系、提高护理质量、树立良好护理人员形象都发挥着显著作用。因此，护理伦理教育是推进医疗卫生单位进行护德护风建设和社会主义精神文明建设的重要环节。

3. 加强护理伦理教育是促进医学科学和护理事业健康发展的重要措施

社会的进步、科学技术的发展，使医学科学和护理科学发生了突破性的变革，尤其是医学新技术和整体护理的推进，给护理工作带来了新的机遇和挑战，如何正确认识医学护理新技术带来的一系列伦理难题，如何构建新的伦理观念来支持医学护理新技术的发展，如何尽量减少因使用新技术带来的负面影响，如何正确认识整体护理模式中护理人员的责任和使命等。怎样看待和解决这些问题，只有医学护理知识和技术是不够的。持之以恒的护理伦理教育，能培养护理人员坚强的毅力、顽强的意志、团队的协作精神和为护理科学发展而奋斗的决心和勇气；能使护理人员从整体的角度全方位审视患者的健康，提高为人类健康服务的责任感，增强护理科学发展的动力，不断推进医学和护理科学技术向前发展。

二、护理伦理教育的过程

护理伦理教育的过程就是灌输正确的护理伦理知识、培养高尚的护理道德品质、形成良好的护理道德行为和习惯的过程。护理道德品质的基本要素由五个方面构成，由此，护理伦理教育过程也经过五个环节，即从提高护理道德认识开始，进而培养护理道德情感，锻炼护理道德意志，树立护理道德信念，最终养成良好的护理道德行为和习惯。

1. 提高护理道德认识

护理道德认识是指护理人员对护理伦理的理论、原则、规范和范畴的感知、理解和掌握。认知是行动的先导，护理道德的形成是建立在一定的护理道德认识基础上的。没有正确的护理道德认知，就难以形成良好的护理道德行为与习惯。在护理实践中，有些护理人员缺乏正确护理道德认知，善恶不辨，是非不清；有的把医疗护理专长作为牵利工具。因此，护理人员护理道德概念的形成，护理道德判断能力的提高，并正确指导护理道德实践，是护理道德认识能力提高的重要标志。

2. 培养护理道德情感

护理道德情感是指护理人员对医疗卫生事业及患者所产生的同情或冷淡、爱慕或憎恨、喜好或嫌恶的内心体验。护理道德情感在护理道德教育启迪中建立，在护理实践中养成。这种情感教育不仅要晓之以理，而且要动之以情，使护理人员对护理职业产生深厚的感情，对患者怀有强烈的同情心。正确的护理道德情感是护理人员战胜困难、产生良好护理道德行为、形成良好护理道德品质的强大动力。护理人员一旦具备了正确的护理道德情感，就能自觉地把护理道德原则、规范作为正确处理与患者与同行的行为准则。

3. 锻炼护理道德意志

护理道德意志是指护理人员在护理实践中履行道德义务时自觉地克服内心障碍和战胜工作困难的毅力和能力。它是建立在护理道德认识、护理道德情感基础上较高层次的品德因素。在护理实践中，护理人员总会遇到意想不到的困难和障碍，知难而进还是知难而退，这就涉及道德意志问题。一个护理道德意志坚强的人能排除各种困难和阻力，坚持信念，坚忍不拔，顽强地履行职责；而护理道德意志薄弱的人，可能在选择行为时放弃初衷或半途而废。只有在坚强的护理道德意志的驱使下，才能使护理道德行为表现得更富有坚定性和目的性。有无坚毅果敢的护理道德意志，是护理人员能否履行护理道德义务的重要条件，也是衡量护理人员护理道德品质优劣的重要标准。

4. 树立护理道德信念

护理道德信念是护理人员在护理实践中建立起来的、对护理道德义务发自内心的真诚信仰和强烈的责任感。它与护理道德情感紧密联系，是促进护理道德认识转化为护理道德行为的重要因素，并在护理道德品质形成中居主导地位。它的形成需要外部客观条件的熏陶，需要人们在长期的实践中生成。护理人员一旦牢固地树立了护理道德信念，就能自觉地依照信念选择行为和活动，也能根据个体的信念鉴别自己或他人行为的善恶是非。护理人员只有树立了坚定的护理道德信念，其护理道德行为才能不受当前各种不道德护理行为的干扰，才能稳定和持久，才能自觉地按照确定的信念选择护理道德行为。因此，培养护理人员坚定高尚的护理道德信念是护理伦理教育的中心环节。

5. 养成护理道德行为和习惯

护理道德行为是护理人员在一定的护理道德认识、情感、意志、信念支配下所采取的行为。护理道德习惯是在长期护理实践中逐渐形成的经常的持久的不需外力约束和监督而表现出来稳定的自然而然的自觉行为。护理道德行为和习惯是护理伦理教育的出发点和归宿，也是衡量护理人员道德水平高低和品质好坏的客观标志。提高认知水平、培养道德情感、坚定道德信念在护理伦理教育中极为重要。这些内容都属于“知”的范畴，对于护理道德品质来说，更为重要的是将“知”转化为“行”，并经过日积月累而成为护理道德行为习惯。因此，培养护理道德行为和习惯是护理伦理教育的最终目标，护理道德品质形成才能达到较完善的地步。

护理伦理教育过程的五个要素之间相互作用、相互促进，相辅相成。护理道德情感、信念、意志和行为习惯是在一定的护理道德认识支配下形成的，护理道德认识是形成高尚护理道德品质的前提和依据，没有正确的护理道德认识，就不会产生护理道德情感和护理道德意志，就不可能形成明确的护理道德信念，也不会有符合护理道德的行为习惯。护理道德认识离开了行动，也不可能使护理人员成为道德高尚的人。从知到行的转化过程中，护理道德情感是认知向信念转化的条件，护理道德信念则是认知转化为行为习惯的中间环节，是整个护理伦理教育的核心和主导，护理道德意志使护理道德行为持之以恒。护理道德行为和习惯是护理道德品质形成的结果，也是护理伦理教育的目的和归宿。因此，只有科学地开展护理伦理教育，才能实现护理伦理教育的根本任务。

三、护理伦理教育的原则和方法

1. 护理伦理教育的原则

护理伦理教育的原则是根据护理伦理教育任务和护理人员道德品质的形成规律提出的必须遵循的准则，是组织实施护理伦理教育的基本要求和重要依据，也是护理伦理教育实践经验的概括与总结。它贯穿于护理伦理教育始终。

(1) 目的性原则：护理伦理教育首先要有明确的目的性。即培养护理道德高尚、护理技术精湛、具有创新精神和实践能力，全心全意为人民身心健康服务的护理工作者。护理伦理教育必须贯彻和坚持这一基本原则，用这一原则来指导各项护理伦理教育活动的开展，并体现在整个护理伦理教育过程中。

(2) 实践性原则：在护理伦理教育过程中，既要重视护理伦理学的基本知识和基本理论的灌输，又要强调把知识、理论教育与护理实践相结合，做到知与行的统一。护理道德实践是贯穿于护理伦理教育全过程的基础。在护理伦理教育中，要善于引导和培养护理人员言行一致、乐于践行的求实精神。只有把教育与实践相结合，才能通过实践检验护理人员的护理道德品质，在实践中发展护理道德理论。也只有建立在护理实践基础上的护理伦理教育，才能真正提高护理人员的护理道德认识，在实践中加深护理道德情感，磨炼护理道德意志，坚定护理道德信念，形成良好的护理道德品质。

(3) 主体性原则：护理伦理教育在灌输护理道德认识和护理道德规范的同时，强调发挥护理人员的主动性和护理实践的主体性。在护理伦理教育过程中，采用形式多样的教学手段和方法，鼓励护理人员积极参与，调动护理人员的主体意识，激发护理人员自我教育、自我实践、自我完善的自觉性。

(4) 情理相融原则：护理伦理教育既要晓之以理，又要动之以情。即教育者通过护理伦理思想理论的阐述，以深刻的道理去说服和教育受教育者，使受教育者弄清弄懂道理；但同时又要避免单纯空洞的理论说教，忽视情感的巨大力量。教育者应以宽广的胸怀尊重、理解、信任、关心受教育者；运用语言艺术，深入浅出，循循诱导，调动受教育者的情感因素，使受教育者从中受到高尚护理道德的感染和熏陶，将护理伦理教育寓情于理，情理并重，情理相融，使护理伦理观念深入到护理人员的内心深处，践行于护理伦理实践活动之中。

(5) 因人施教原则：护理伦理教育不能只停留在对护理人员普遍教育的基础上，要依据教育对象的不同特点和个体差异，有的放矢因人施教。由于受教育者年龄和知识层次差异，接受能力不同；成长环境、性格差异、素质和个性不同；护理工作时间长短差异，对护理职业产生的认识、兴趣、爱好不同；工作经验和处理突发事件的能力不同，形成职业素养不同。因此，护理伦理教育必须研究教育对象的具体特点，从实际出发，对不同年龄、不同基础、不同层次者，采取不同的教育内容和方法，切忌千篇一律，千人一面，有针对性地恰如其分施教。否则会流于形式，难以达到预期教育目的。

(6) 道德教育与法律教育结合原则：护理伦理教育既要对护理人员进行护理道德原则、规范的教育，又要进行卫生法规和规章的教育。道德教育与法律教育虽然在作用范围和手段上有区别，但它们相辅相成，两者有机结合，不仅能增强护理人员的伦理意识和责任感，使之自觉履行道德义务，而且还增强护理人员的法律意识，遵纪守法，科学、公正地看待和处理医疗纠纷，维护护患双方的权益，提高护理质量。因此，只有将道德教育与法律教育有机结合，促使护理工作者形成鲜明的是非、善恶观念，才能控制和调节自己的护理道德行为。

2. 护理伦理教育的方法

案例 3

2012 年 1 月 29 日凌晨 4 时，第 37 届国际"南丁格尔"奖章获得者王桂英老人在津去世，享年 93 岁。根据王桂英老人的生前遗愿，她的遗体捐献给天津中医药大学。

王桂英从事护理工作长达 60 年，为发展护理教育事业做出突出贡献，1999 年获得第 37 届南丁格尔奖章。王桂英于 2008 年年底被诊断出患有"松果体肿瘤"，她虽病重在床，但仍不忘奉献社会，2009 年 4 月 21 日，在南开公证处公证员及养女王楠的见证下签署了《捐献遗体志愿书》，"我志愿将自己的遗体无条件地奉献给医学事业，为提高疾病防治水平，发展祖国医学教育，贡献自己的最后一份力量。"老人将自己最后的一切贡献给医学研究事业，贡献给祖国和人民。

【思考】

王桂英是广大医护人员和在校医学生学习的榜样，从王桂英的典型事迹中我们学习到她的哪些品德？汲取到哪些力量？

(1) 典型示范法：是通过典型事例、榜样人物，将抽象的理论说教变为生动的形象教育的方法。此方法利用人们对心中道德楷模的仰慕崇拜和追求心理，启发和引导护理人员向楷模学习，以此感染和激励护理人员自觉履行道德义务。但在选择典型事例时，应注意其真实性、典型性和群众性。结合现实生活中的先进的典型事例，让护理人员既感亲切又易于接受。在选择榜样人物时，应注意其理想性和现实性。榜样应起到引领护理道德进步的作用，是护理人员追求的目标，通过努力可以效仿的。另外，教育者根据教育的需要，可以结合反面典型事例，引导护理人员吸取教训，引以为戒。

(2) 疏通引导法：是通过理论灌输，讲明道理；创造环境，畅所欲言；循循善诱，引路导向；以理服人，启发自觉的教育方法。在护理伦理教育中，发挥教育者的主导作用，教育者既要坚持正面教育，积极疏通引导，沟通感情，以情动人，以理服人；又要发扬民主，尊重和信任受教育者，与之思想达成一致，产生共鸣；还要严格要求，但避免讽刺挖苦，方式简单粗暴，使受教育者心悦诚服地接受正确的知识和道理。

(3) 案例分析法：是通过搜集发生在护理人员自身和身边的鲜活的典型伦理案例分析、揭示护理实践和护理专业中的道德问题，从而提高护理人员认识事物、解决问题的能力的教育方法。此方法生动、自然、形象，是培养护理人员运用所学伦理知识正确认识问题，提高分析和解决护理实践中遇到的伦理问题和伦理难题的有效方法。案例分析法改变传统的教学方法，调动受教育者学习的主体性和主动性，扩展护理伦理教育的深度和广度，提高护理伦理教育的实践性和实效性。

(4) 综合强化法：是通过运用护理伦理教育、公民道德建设、医疗卫生单位的规章制度及卫生工作法规建设，运用社会、集体舆论扬善抑恶，运用物质奖罚、精神奖惩等综合措施强化教育的方法。此方法通过理论与实践结合、教育与管理结合、奖励与惩罚结合、护理伦理教育与思想政治教育结合，为护理伦理教育营造健康有利环境氛围，增强护理伦理教育的有效性和时效性，使高尚的护理道德巍然成风，形成遵守护理道德规范为荣、违反护理道德规范为耻的良好护理道德风尚。

(5) 自我教育法：是通过受教育者的个人自我教育和集体自我教育，提高自身的道德觉悟和水平的自我教育方法。在伦理教育过程中，树立人本教育理念，充分发挥教育者的主导作用和受教育者的主体作用，引导受教育者通过自觉学习理论、自我解剖、自我反省、自我总结和自我评价，提高自己的护理道德素质。通过集体内部各成员间的相互学习、相互感染、相互激励、相互监督、相互效仿，发现自身的优缺点，不断调整和改进自身的行为，促进思想觉悟和道德品质的提高和完善。

护理伦理教育方法多种多样，可以根据教育对象的不同，采取切实可行而有效的教育方法，无论选择什么方法，都要以理服人，以情动人，以形感人，以境育人，只有这样，才能达到良好的护理伦理教育效果。

第二节　护理伦理修养

护理伦理修养是护理伦理学的重要组成部分，是形成高尚护理道德品质和道德行为的内在因素，是他律转化为自律的重要环节。研究和探讨护理伦理修养，对于护理人员选择正确的道德行为、更好地履行护理道德义务、培养高尚的道德品质、升华护理道德境界具有重要意义。

案例 4

一名9岁小孩因扁桃体发炎需要治疗。某医院护理人员为捞取额外收入，在正常上班时间擅自到患者家中为其肌内注射青霉素。为了尽快完成治疗，这名护理人员既未询问小孩药物过敏史，又未做药物的过敏试验，当小孩因过敏出现危险后又缺乏必要的抢救器材和药品，导致小孩因过敏性休克而死亡。

【思考】

1. 是什么原因导致当事护理人员如此行为？
2. 这种行为反映出什么样的护理伦理修养水平？
3. 护理伦理学是如何定义护理伦理修养及其特点的？
4. 护理人员通过什么途径和方法来提高自己的护理道德修养境界？
5. 这一事例反映出护理伦理修养在护理实践中对护理工作的顺利进行起着怎样的重要作用？

一、护理伦理修养的含义、特点和意义

1. 护理伦理修养的含义

护理伦理修养是护理人员经过长期医疗护理实践的陶冶和磨砺形成的护理道德情操和达到的护理道德境界，是护理人员依据护理道德的基本原则和规范所进行的自我教育、自我锻炼、自我塑造和自我提高的行为过程。

护理伦理修养强调自我的锻炼、教育、塑造过程，是深化护理伦理教育的需要。而护理伦理教育强调群体的外部施教、塑造过程。因此，护理人员高尚的道德品质形成，既离不开外部教育因素的启发和影响，也离不开自身因素的修养磨砺，两者相辅相成，不可分割。

2. 护理伦理修养的特点

(1) 实践性：护理伦理修养必须结合护理实践。护理伦理问题产生于护理实践中，需要在实践中加以鉴别和处理。而护理实践是产生高尚护理道德的基础，是推动护理道德修养的动力，是检验护理道德修养效果的标准。护理人员在为患者服务的实践中，做到身体力行，讲与做、知与行的统一，并不断剖析自己的言行，克服自己的不足，提高护理伦理修养。

(2) 自觉性：护理伦理修养必须重在自觉。在护理实践中，护理人员要发挥主观能动性，高度自觉地进行自我锻炼和自我修养，从榜样中汲取力量，自觉地进行自我评

估，敢于高标准严要求，解剖自己，批评自己，不断提高护理伦理修养的自觉性。

（3）艰巨性：护理伦理修养必须持之以恒。护理伦理修养是一个长期曲折、艰苦锻炼的过程，修养过程困难重重，修养任务十分艰巨，这就要求护理人员要自觉地磨炼自己的顽强意志和克服困难的毅力。只有坚持不懈的努力，不断学习护理伦理理论，不断在护理实践中充实完善，不断排除前进道路上的阻碍，不断加强自我锻炼和修养，持之以恒，实现护理伦理修养的目标。

3. 护理伦理修养的意义

（1）有利于护理人员道德品质的提高：护理伦理修养是一种特殊的职业道德修养，护理人员的护理伦理修养的好坏，直接影响护理质量。因此，护理人员在护理实践中必须不断加强护理伦理修养，提高道德境界，磨炼道德意志，在自我锻炼的修养过程中逐步培养高尚的职业道德品质，产生良好的护理道德行为。救死扶伤，防病治病，全心全意为人民身心健康服务是护理人员的神圣职责，使之成为护理人员的内心信念，就必须依靠护理人员的主观努力，必须依靠护理人员不断地自我教育、自我锻炼和自我改造。在这个过程中不断加深对护理道德原则与规范的认识和体验，把它变成自己内在的品质，自觉坚定地履行护理道德义务，并成为护理人员实现更高护理道德境界的动力。

（2）有利于良好护理道德作风的形成：护理工作是医疗卫生工作的“窗口”，提高护理伦理修养是护理道德建设的重要内容。护理服务质量的优劣很大程度上取决于护理人员的自身护理道德修养水平。护理伦理修养水平高的护理人员不断钻研技术，工作一丝不苟，千方百计为患者的健康努力工作；反之则表现为缺乏责任感，不求进取，过度关注个人利益而损害患者利益。

（3）有利于整个社会的精神文明建设：道德建设是社会主义精神文明建设的主要内容之一。护理伦理修养不仅对个人、对护理道德建设是必要的，对社会精神文明建设也有重要意义。护理人员既是患者的护理者，给患者带来身心的康复，又是道德文明的传播者。护理人员护理伦理修养高，就会有强烈的事业心、责任感和使命感，就会提高服务质量，就会和蔼、热情地对待患者，人们就可以从护理人员身上感受到社会大家庭的温暖，从而促进社会主义精神文明建设。

二、护理伦理修养的境界

护理道德境界是指护理人员的护理伦理修养已经达到的程度和水平。护理人员的护理伦理修养过程从低到高不断发展，目前我国护理人员的护理道德境界分为四个层次。

1. 极端自私的道德境界

这种道德境界的护理人员总是把个人利益放在第一位，一切护理行为动机都以谋求个人私利为转移，为了永不满足的私欲，寻找各种机会和借口，以各种非法的或“合法的”形式，化公为私，损人利己。把护理职业作为其获得个人名利的手段、牟取私利的资本，他们对待患者的态度，往往以患者能否给自己带来好处及多少而改变。处在这种道德境界的护理人员虽然是极少数，但危害大，影响坏，必须重点加强教育，促使其尽快转变。

2. 先私后公的道德境界

这种境界的护理人员一般具有朴素的人道观念，在自己的利益得到一定满足的前提下尚能考虑患者和集体的利益。但他们私心较重，往往把个人利益摆在重要的位置。他们的服务态度不稳定，服务质量和责任心时好时坏。当个人利益与集体利益一旦发生矛盾时，不愿意作出必要的让步，更谈不上牺牲自我，常常要求集体利益服从个人利益。处在这种道德境界的护理人员占一定比例，直接影响护理质量和护患关系，如不加强教育引导，任其自由发展，必将跌入极端自私的道德境界中。

3. 先公后私的道德境界

这种境界的护理人员能够正确处理好个人、集体、国家三者利益，处理好个人与社会、集体、服务对象、同行之间的关系。他们先公后私、先人后己，能够以集体和患者健康利益为重，工作认真负责。这种道德境界有利于社会和护理事业的发展，是护理人员必须具备的道德境界。大多数护理人员都能达到这种道德境界。而这种境界的护理人员只要努力进取，自觉地锻炼，不断提高道德修养，就可以达到最高层次即大公无私的护理道德境界。

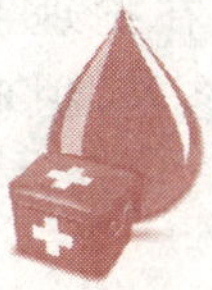

案例 5

巴桑邓珠是甘孜藏族自治州唯一的藏族男护理人员，在从事护理工作的 30 年中，巴桑邓珠常常没有昼夜之分，没有休息和节假日之说，忘我工作在临床医护的第一线。他把自己最美好的青春年华奉献给了甘孜州民族护理事业，把整个身心都倾注在民族护理事业中，把爱心无私地奉献给了患者。他以一个护理工作者应有的职业道德和爱心关心爱护每一位患者，受到患者，特别是农牧民患者的赞誉。全州十八个县到州人民医院来看病的农牧民患者都知道有一位对患者热情服务的藏族男护理人员。

甘孜藏族自治州是一个灾多、灾重的地方。巴桑邓珠总是积极主动参与救灾救助工作，到最危险的地方去，到群众最需要的地方去。30 年来，他跑遍了全州 18 个县的角角落落，每一座大山、每一条大河，只要发生过疫情或灾害，都曾留下他的足迹。30 年来，当年曾是巴桑同学的男护理人员一个个转行了，他却矢志不渝地坚持做护理工作。他说“我要当一辈子护理人员！”

30 年的辛勤工作，他被誉为藏族农牧民心中的璀璨明珠。卓越的护理技术和无私的奉献精神，使巴桑成了雪域高原的“提灯女神”。2003 年 8 月，巴桑邓珠从胡锦涛主席的手中接过了国际护理界最高奖——“南丁格尔”奖，从而成为中国唯一一位获得该奖的男护理人员，同时也是唯一获此殊荣的藏族护理人员。而在荣誉的光环下，他却说“我是藏族人民的儿子，我深深热爱着护理专业，热爱雪山草地，我将继续发扬南丁格尔精神，以‘人道、博爱、奉献’的精神谱写人生的绚丽篇章。”“我要一切为了患者，做一名南丁格尔式的护理人员，全心全意为我的患者服务。”

【思考】

护理人员巴桑邓珠表现出怎样的护理道德境界？

4. 大公无私的道德境界

大公无私是护理道德的最高境界，是先公后私道德境界的直接升华，这种境界的护理人员虽然是少数，但它代表护理伦理修养的方向，具有示范、导向作用。“全心全意为人民服务”是他们信守的座右铭。他们廉洁奉公，公而忘私，毫不利己，专门利人。这些优秀护理人员，以高尚的护理道德和精湛的护理技术为护理事业付出了毕生的精力。在护理工作中，对工作极端负责，对患者极端热忱，为了患者的利益能够毫不犹豫地作出自我牺牲。这种高尚的道德行为具有高度的自觉性、坚定性和一贯性，达到了“慎独”的境界。这种崇高的护理道德境界是护理伦理修养努力的方向和理想目标。

护理人员的护理道德境界的高低取决于护理伦理修养水平的高低，而护理道德水平又受到社会条件和客观环境的影响，但关键在于个人的主观因素，如个人的人生观、道德观、文化教养和知识水平。只要个人付出努力，在护理工作实践中严格要求自己，积极参与护理伦理教育与评价，坚持自我伦理修养，护理伦理境界会不断得到提高。

三、护理伦理修养的途径和方法

护理人员要提高护理道德修养，达到高尚护理道德境界，必须认识和把握伦理修养的正确途径和方法，运用科学的途径和方法是护理伦理修养的关键。

1. 学习理论

学习理论是护理人员进行护理伦理修养的前提。在学习中护理人员明确如何做人做事，明确自己为什么要进行护理伦理修养，要在哪些方面加强修养，修养成什么样的护理人员。同时，树立终身学习的理念，因为社会在进步，科学技术、护理技术在迅猛发展，护理伦理理论在不断充实和完善。面对护理伦理理论提出的新课题，只有坚持学习理论才能为护理实践提供正确的指导，才能不断丰富护理伦理修养的内容，明确护理伦理修养的方向和目标，促进护理道德境界的提高。

2. 躬亲实践

护理人员投身护理实践是提高护理伦理修养的重要方法和根本途径，也是检验伦理修养的标准。实践是认识的基础，也是护理道德修养的基础。一个人只有积极投身于护理实践中，才能认识和分辨真、善、美与假、恶、丑。实践也是把“知”转化为“行”的重要环节。护理道德理论在护理实践中形成后反过来又对具体的实践活动起着指导和促进作用，具体地规范着护理人员的行为，有效地解决护理实践中的实际问题，并在护理实践活动中得到进一步的检验与完善。因此，护理人员必须深入基层，在实践中加以修养，自觉、理智地反复磨砺改造自己，学会正确地调整和处理各种矛盾，使护理伦理修养得以提高。

3. 重在自觉

护理伦理修养的重要特点就是高度的自觉性，护理伦理修养的效果最终取决于自身的自觉性。因此，护理人员在护理实践中要脚踏实地进行自我锻炼和自我修养，利用一切条件培养锻炼自己的护理道德品质。同时，开展批评与自我批评更贵在自觉，只有经常反省自己，敢于自我解剖、自我批评，才能使外在护理道德原则、规范内化为自己思想上的信念，进而转变为实际行动，形成高尚的护理道德品质。

4. 持之以恒

护理伦理修养是一个漫长艰苦、不断雕琢提高的过程。高尚护理道德品质的形成不可一日而就，一劳永逸，必须坚持不懈，持之以恒。在护理工作中经常会遇到这样或那样的困难和挫折，这就要求护理人员在护理实践中磨炼自己顽强的意志、克服困难的毅力，只有以坚韧不拔的毅力和持之以恒的信心，经过不懈努力，才能把自己培养成具有高尚护理道德情操的优秀护理工作者。

5. 达到“慎独”

“慎独”既是一种修养方法，又是高标准的道德境界，是指护理人员在单独工作、无人监督的情况下，仍能坚持护理道德信念，按照护理道德原则和规范行事。由于护理职业的特点，护理人员常常是在无人监督的情况下单独工作，而且护理工作的专业性、技术性很强，护理人员是否认真负责，在很大程度上依靠他们的自觉性、责任感和道德信念。护理人员的工作关系到患者的生命安危，需要严格自律，不仅要做到“慎思”，而且要“慎言”，更要“慎行”，用“慎独”精神修炼护理道德的高标准，时时处处做到如一，才能达到“慎独”的修养境界。

知识链接

慎　独

慎独是一种情操，慎独是一种修养，慎独是一种自律，慎独是一种坦荡。所谓“慎独”，是指人们在独自活动无人监督的情况下，凭着高度自觉，按照一定的道德规范行动，而不做任何有违道德信念、做人原则之事。“慎独”是我国古代儒家创造出来的具有我国民族特色的自我修身方法，是中国伦理思想史上一个特有的范畴，也是评定一个人道德水准的关键性环节。“慎独”一词最先见于《礼记·大学》和《礼记·中庸》。它不仅在中国古代的道德实践中发挥过重要作用，而且对今天的社会主义道德建设具有重要的现实意义。

小　结

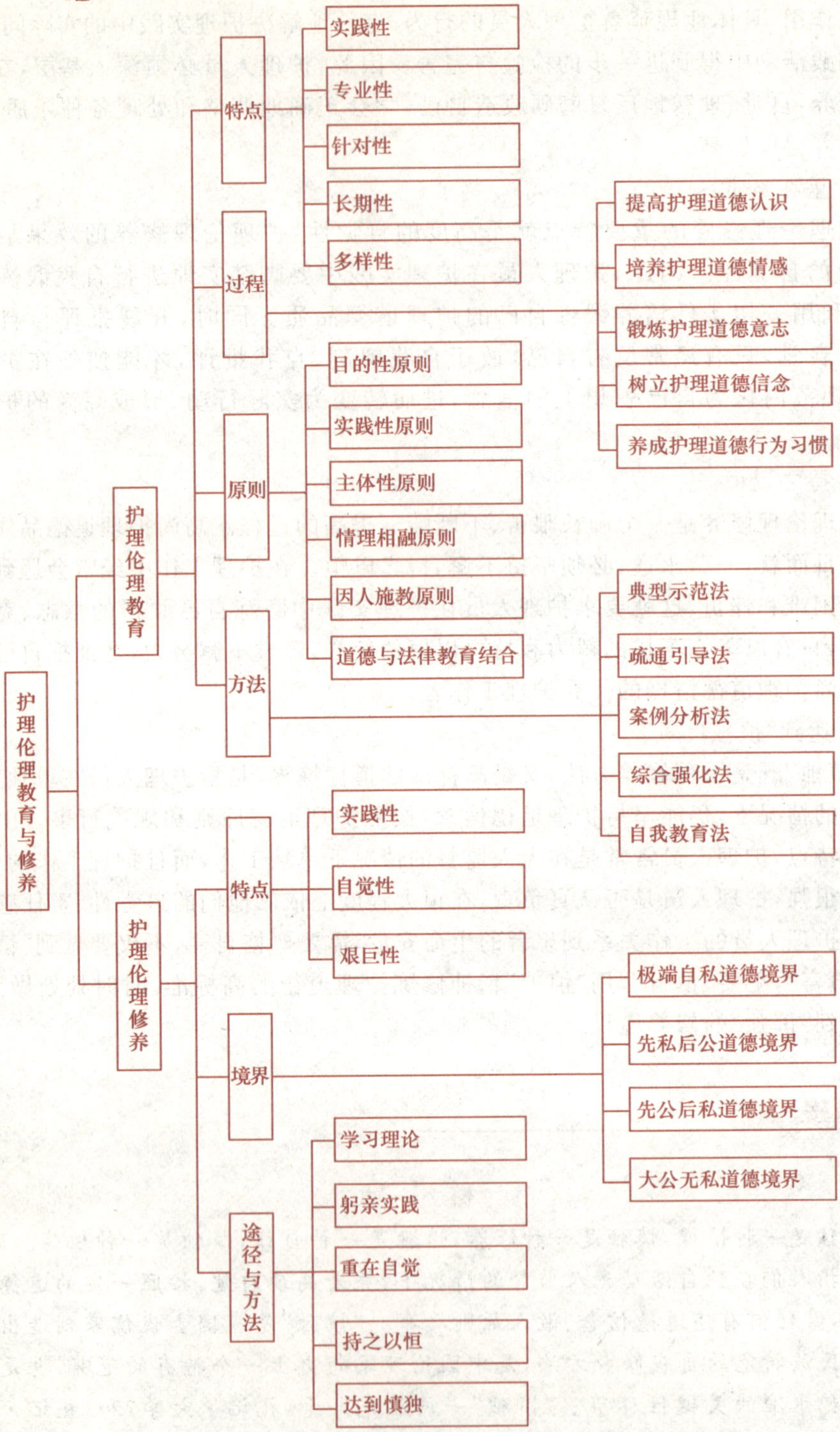
护理伦理教育与修养
护理伦理教育
特点
实践性
专业性
针对性
长期性
多样性
过程
提高护理道德认识
培养护理道德情感
锻炼护理道德意志
树立护理道德信念
养成护理道德行为习惯
原则
目的性原则
实践性原则
主体性原则
情理相融原则
因人施教原则
道德与法律教育结合
方法
典型示范法
疏通引导法
案例分析法
综合强化法
自我教育法
护理伦理修养
特点
实践性
自觉性
艰巨性
境界
极端自私道德境界
先私后公道德境界
先公后私道德境界
大公无私道德境界
途径与方法
学习理论
躬亲实践
重在自觉
持之以恒
达到慎独

思考题

1. 护理伦理教育有哪些特点？
2. 简述护理伦理教育的过程、原则和方法。
3. 简述护理伦理修养的特点、途径与方法。
4. 护理道德境界有哪几个层次？
5. 如何理解护理伦理教育与护理伦理修养之间的关系？

（程子军）

附 录

Ⅰ. 大医精诚

（节选自唐·孙思邈《备急千金要方》）

张湛曰：夫经方之难精，由来尚矣。今病有内同而外异，亦有内异而外同，故五脏六腑之盈虚，血脉营卫之通塞，固非耳目之所察，必先诊候以审之。而寸口关尺有浮沉弦紧之乱，腧穴流 注有高下浅深之差，肌肤筋骨有厚薄刚柔之异，唯用心精微者，始可与言于兹矣。今以至精至微之事，求之于至粗至浅之思，其不殆哉！若盈而益之，虚而损之，通而彻之，塞而壅之，寒而冷之，热而温之，是重加其疾而望其生，吾见其死矣。故医方卜筮，艺能之难精者也。既非神授，何以得其幽微？世有愚者，读方三年，便谓天下无病可治；及治病三年，乃知天下无方可用。故学者必须博极医源，精勤不倦，不得道听途说，而言医道已了，深自误哉。

凡大医治病，必当安神定志，无欲无求，先发大慈恻隐之心，誓愿普救含灵之苦。若有疾厄来求救者，不得问其贵贱贫富，长幼妍蚩，怨亲善友，华夷愚智，普同一等，皆如至亲之想。亦不得瞻前顾后，自虑吉凶，护惜身命。见彼苦恼，若已有之，深心凄怆。勿避险巇、昼夜寒暑、饥渴疲劳，一心赴救，无作功夫形迹之心。如此可为苍生大医，反此则是含灵巨贼。自古名贤治病，多用生命以济危急，虽曰贱畜贵人，至于爱命，人畜一也，损彼益己，物情同患，况于人乎。夫杀生求生，去生更远。吾今此方，所以不用生命为药者，良由此也。其虻虫、水蛭之属，市有先死者，则市而用之，不在此例。只如鸡卵一物，以其混沌未分，必有大段要急之处，不得已隐忍而用之。能不用者，斯为大哲亦所不及也。其有患疮痍下痢，臭秽不可瞻视，人所恶见者，但发惭愧、凄怜、忧恤之意，不得起一念蒂芥之心，是吾之志也。

Ⅱ. 医家五戒十要

（节选自明·陈实功《外科正宗》）

一戒：凡病家大小贫富人等，请观者便可往之，勿得迟延厌弃，欲往机时不往，不为平易。药金毋论轻重有无，当尽量一例施与，自然阴骘日增，无伤方寸。

二戒：凡视妇人及孀尼僧人等，必候侍者在旁，然后入房诊视，倘旁无伴，不可自看。假有不便之患，更宜真诚窥睹，虽对内人不可读，此因闺阃故也。

三戒：不得出脱病家珠珀珍贵等送病家合药，以虚存假换，如果该用，令彼自制人之。倘服不效，自无疑谤，亦不得称赞彼家特色之好，凡此等非君子也。

四戒：凡救世者，不可行乐登山，携酒游玩，又不可非时离去家中。凡有抱病至者，必当亲视用意发药，又要依经写出药帖，必不可杜撰药方，受人驳问。

五戒：凡娼妓及私伙家请看，亦当正已视如良家子女，不可他意见戏，以取不正，视毕便回。贫窘者药金可璧，看回只可与药，不可再去，以希邪淫之报。

一要：先知儒理，然后方知医理，或内或外，勤读先古明医确论之书，须旦夕手不释卷，一一参明融化机变，印之在心，慧之于目，凡临证时自无差谬矣。

二要：选买药品，必遵雷公炮炙，药有依方修合者，又有因病随时加减者，汤散宜近备，丸丹须预制，常药愈久愈灵，钱药越陈越异，药不吝珍，终久必济。

三要：凡乡进同道之士，不可生轻侮傲慢之心，切要谦和谨慎，年尊者恭敬之，有学者帅事之，骄傲者逊让之，不及者荐拔之，如此自无谤怨，信和为贵也。

四要：治家与治病同，人之不惜元气，斫丧太过，百病生焉，轻则支离身体，重则丧命。治家若固根本而奢华，费用太过，轻则无积，重则贫窘。

五要：人之受命于天，不可负天之命。凡欲进取，当知彼心顺否，体认天道顺逆，凡顺取，人缘相庆，逆取，子孙不吉。为人何不轻利远害，以防还报之业也？

六要：里中亲友情，除婚丧疾病庆贺外，其余家务，至于馈送往来之礼，不可求奇好胜。凡飧只可一鱼一菜，一则省费，二则惜禄，谓广求不如俭用。

七要：贫困之家及游食僧道衙门差役人等，凡来看病，不可要他药钱，只当奉药。再遇贫难者，当量力微赠，方为仁术。不然有药而无伙食者，命亦难保也。

八要：凡有所畜，随其大小，便当置买产业以为根本，不可收买玩器及不紧物件，浪费钱财。又不可做银会酒会，有妨生意，必当一例禁之，自绝谤怨。

九要：凡室中所用各样物具，俱要精备齐整，不得临时缺少。又古今前贤书籍，及近时明公新刊医理词说，必寻参看以资学问，此诚为医家之本务也。

十要：凡奉官衙所请，必要速去，无得怠缓，要诚意恭敬，告明病源，开具方药。病愈之后，不得图求扁礼，亦不得言说民情，至生罪戾。闲不近公，自当守法。

Ⅲ. 医务人员医德规范及实施办法

（1992 年中华人民共和国国务院颁布）

第一条 为加强卫生系统社会主义精神文明建设，提高医务人员的职业道德素质，改善和提高医疗服务质量，全心全意为人民服务，特制定医德规范及实施办法（以下简称“规范”）。

第二条 医德，即医务人员的职业道德，是医务人员应具备的思想品质，是医务人员与患者、社会以及医务人员之间关系的总和。医德规范是指导医务人员进行医疗活动的思想和行为的准则。

第三条 医德规范如下：

（一）救死扶伤，实行社会主义的人道主义。时刻为患者着想，千方百计为患者解除病痛。

（二）尊重患者的人格与权利，对待患者，不分民族、性别、职业、地位、财产状况，都应一视同仁。

（三）文明礼貌服务。举止端庄，语言文明，态度和蔼，同情、关心和体贴患者。

（四）廉洁奉公。自觉遵纪守法，不以医谋私。

（五）为患者保守医密，实行保护性医疗，不泄露患者隐私与秘密。

（六）互学互尊，团结协作。正确处理同行同事间的关系。

（七）严谨求实，奋发进取，钻研医术，精益求精。不断更新知识，提高技术水平。

第四条 为使本规范切实得到贯彻落实，必须坚持进行医德教育，加强医德医风建设，认真进行医德考核与评价。

第五条 各医疗单位都必须把医德教育和医德医风建设作为目标管理的重要内容，作为衡量和评价一个单位工作好坏的重要标准。

第六条 医德教育应以正面教育为主，理论联系实际，注重实效，长期坚持不懈。要实行医院新成员的上岗前教育，使之形成制度。未经上岗前培训不得上岗。

第七条 各医疗单位都应建立医德考核与评价制度，制定医德考核标准及考核办法，定期或者随时进行考核，并建立医德考核档案。

第八条 医德考核与评价方法可分为自我评价、社会评价、科室考核和上级考核。特别要注重社会评价，经常听取患者和社会各界的意见，接受人民群众的监督。

第九条 对医务人员医德考核结果，要作为应聘、提薪、晋升以及评选先进工作者的首要条件。

第十条 实行奖优罚劣。对严格遵守医德规范、医德高尚的个人，应予表彰和奖励。对于不认真遵守医德规范者，应进行批评教育。对于严重违反医德规范，经教育不改者，应分别情况给予处分。

第十一条 本规范适用于全国各级各类医院、诊所的医务人员，包括医生、护理人员、医技科室人员、管理人员和工勤人员也要参照本规范的精神执行。

第十二条 各省、自治区、直辖市卫生厅局和各医疗单位可遵照本规范精神和要求，制定医德规范实施细则及具体办法。

第十三条 本规范自公布之日起实行。

Ⅳ. 护理士条例

（2008年中华人民共和国国务院颁布）

第一章 总 则

第一条 为了维护护理人员的合法权益，规范护理行为，促进护理事业发展，保障医疗安全和人体健康，制定本条例。

第二条 本条例所称护理人员，是指经执业注册取得护理人员执业证书，依照本条例规定从事护理活动，履行保护生命、减轻痛苦、增进健康职责的卫生技术人员。

第三条 护理人员人格尊严、人身安全不受侵犯。护理人员依法履行职责，受法律保护。

全社会应当尊重护理人员。

第四条 国务院有关部门、县级以上地方人民政府及其有关部门以及乡（镇）人民政府应当采取措施，改善护理人员的工作条件，保障护理人员待遇，加强护理人员队伍建设，促进护理事业健康发展。

国务院有关部门和县级以上地方人民政府应当采取措施，鼓励护理人员到农村、基层医疗卫生机构工作。

第五条 国务院卫生主管部门负责全国的护理人员监督管理工作。

县级以上地方人民政府卫生主管部门负责本行政区域的护理人员监督管理工作。

第六条 国务院有关部门对在护理工作中做出杰出贡献的护理人员，应当授予全国卫生系统先进工作者荣誉称号或者颁发白求恩奖章，受到表彰、奖励的护理人员享受省部级劳动模范、先进工作者待遇；对长期从事护理工作的护理人员应当颁发荣誉证书。具体办法由国务院有关部门制定。

县级以上地方人民政府及其有关部门对本行政区域内做出突出贡献的护理人员，按照省、自治区、直辖市人民政府的有关规定给予表彰、奖励。

第二章 执业注册

第七条 护理人员执业，应当经执业注册取得护理人员执业证书。

申请护理人员执业注册，应当具备下列条件：

（一）具有完全民事行为能力；

（二）在中等职业学校、高等学校完成国务院教育主管部门和国务院卫生主管部门规定的普通全日制 3 年以上的护理、助产专业课程学习，包括在教学、综合医院完成 8 个月以上护理临床实习，并取得相应学历证书；

（三）通过国务院卫生主管部门组织的护理人员执业资格考试；

（四）符合国务院卫生主管部门规定的健康标准。

护理人员执业注册申请，应当自通过护理人员执业资格考试之日起 3 年内提出；逾期提出申请的，除应当具备前款第（一）项、第（二）项和第（四）项规定条件外，还应当在符合国务院卫生主管部门规定条件的医疗卫生机构接受 3 个月临床护理培训并考核合格。

护理人员执业资格考试办法由国务院卫生主管部门会同国务院人事部门制定。

第八条 申请护理人员执业注册的，应当向拟执业地省、自治区、直辖市人民政府卫生主管部门提出申请。收到申请的卫生主管部门应当自收到申请之日起 20 个工作日内做出决定，对具备本条例规定条件的，准予注册，并发给护理人员执业证书；对不具备本条例规定条件的，不予注册，并书面说明理由。

护理人员执业注册有效期为 5 年。

第九条 护理人员在其执业注册有效期内变更执业地点的，应当向拟执业地省、自治区、直辖市人民政府卫生主管部门报告。收到报告的卫生主管部门应当自收到报告之日起 7 个工作日内为其办理变更手续。护理人员跨省、自治区、直辖市变更执业地点的，收到报告的卫生主管部门还应当向其原执业地省、自治区、直辖市人民政府卫生主管部门通报。

第十条 护理人员执业注册有效期届满需要继续执业的，应当在护理人员执业注册有效期届满前 30 日向执业地省、自治区、直辖市人民政府卫生主管部门申请延续注册。收到申请的卫生主管部门对具备本条例规定条件的，准予延续，延续执业注册有效期为 5 年;对不具备本条例规定条件的,不予延续,并书面说明理由。

护理人员有行政许可法规定的应当予以注销执业注册情形的,原注册部门应当依照行政许可法的规定注销其执业注册。

第十一条 县级以上地方人民政府卫生主管部门应当建立本行政区域的护理人员执业良好记录和不良记录,并将该记录记入护理人员执业信息系统。

护理人员执业良好记录包括护理人员受到的表彰、奖励以及完成政府指令性任务的情况等内容。护理人员执业不良记录包括护理人员因违反本条例以及其他卫生管理法律、法规、规章或者诊疗技术规范的规定受到行政处罚、处分的情况等内容。

第三章 权利和义务

第十二条 护理人员执业,有按照国家有关规定获取工资报酬、享受福利待遇、参加社会保险的权利。任何单位或者个人不得克扣护理人员工资,降低或者取消护理人员福利等待遇。

第十三条 护理人员执业,有获得与其所从事的护理工作相适应的卫生防护、医疗保健服务的权利。从事直接接触有毒有害物质、有感染传染病危险工作的护理人员,有依照有关法律、行政法规的规定接受职业健康监护的权利;患职业病的,有依照有关法律、行政法规的规定获得赔偿的权利。

第十四条 护理人员有按照国家有关规定获得与本人业务能力和学术水平相应的专业技术职务、职称的权利;有参加专业培训、从事学术研究和交流、参加行业协会和专业学术团体的权利。

第十五条 护理人员有获得疾病诊疗、护理相关信息的权利和其他与履行护理职责相关的权利,可以对医疗卫生机构和卫生主管部门的工作提出意见和建议。

第十六条 护理人员执业,应当遵守法律、法规、规章和诊疗技术规范的规定。

第十七条 护理人员在执业活动中,发现患者病情危急,应当立即通知医师;在紧急情况下为抢救垂危患者生命,应当先行实施必要的紧急救护。

护理人员发现医嘱违反法律、法规、规章或者诊疗技术规范规定的,应当及时向开具医嘱的医师提出;必要时,应当向该医师所在科室的负责人或者医疗卫生机构负责医疗服务管理的人员报告。

第十八条 护理人员应当尊重、关心、爱护患者,保护患者的隐私。

第十九条 护理人员有义务参与公共卫生和疾病预防控制工作。发生自然灾害、公共卫生事件等严重威胁公众生命健康的突发事件,护理人员应当服从县级以上人民政府卫生主管部门或者所在医疗卫生机构的安排,参加医疗救护。

第四章 医疗卫生机构的职责

第二十条 医疗卫生机构配备护理人员的数量不得低于国务院卫生主管部门规定的护理人员配备标准。

第二十一条 医疗卫生机构不得允许下列人员在本机构从事诊疗技术规范规定的护理活动:

(一)未取得护理人员执业证书的人员;

（二）未依照本条例第九条的规定办理执业地点变更手续的护理人员；

（三）护理人员执业注册有效期届满未延续执业注册的护理人员。

在教学、综合医院进行护理临床实习的人员应当在护理人员指导下开展有关工作。

第二十二条 医疗卫生机构应当为护理人员提供卫生防护用品，并采取有效的卫生防护措施和医疗保健措施。

第二十三条 医疗卫生机构应当执行国家有关工资、福利待遇等规定，按照国家有关规定为在本机构从事护理工作的护理人员足额缴纳社会保险费用，保障护理人员的合法权益。

对在艰苦边远地区工作，或者从事直接接触有毒有害物质、有感染传染病危险工作的护理人员，所在医疗卫生机构应当按照国家有关规定给予津贴。

第二十四条 医疗卫生机构应当制定、实施本机构护理人员在职培训计划，并保证护理人员接受培训。

护理人员培训应当注重新知识、新技术的应用；根据临床专科护理发展和专科护理岗位的需要，开展对护理人员的专科护理培训。

第二十五条 医疗卫生机构应当按照国务院卫生主管部门的规定，设置专门机构或者配备专（兼）职人员负责护理管理工作。

第二十六条 医疗卫生机构应当建立护理人员岗位责任制并进行监督检查。

护理人员因不履行职责或者违反职业道德受到投诉的，其所在医疗卫生机构应当进行调查。经查证属实的，医疗卫生机构应当对护理人员做出处理，并将调查处理情况告知投诉人。

第五章 法律责任

第二十七条 卫生主管部门的工作人员未依照本条例规定履行职责，在护理人员监督管理工作中滥用职权、徇私舞弊，或者有其他失职、渎职行为的，依法给予处分；构成犯罪的，依法追究刑事责任。

第二十八条 医疗卫生机构有下列情形之一的，由县级以上地方人民政府卫生主管部门依据职责分工责令限期改正，给予警告；逾期不改正的，根据国务院卫生主管部门规定的护理人员配备标准和在医疗卫生机构合法执业的护理人员数量核减其诊疗科目，或者暂停其6个月以上1年以下执业活动；国家举办的医疗卫生机构有下列情形之一、情节严重的，还应当对负有责任的主管人员和其他直接责任人员依法给予处分：

（一）违反本条例规定，护理人员的配备数量低于国务院卫生主管部门规定的护理人员配备标准的；

（二）允许未取得护理人员执业证书的人员或者允许未依照本条例规定办理执业地点变更手续、延续执业注册有效期的护理人员在本机构从事诊疗技术规范规定的护理活动的。

第二十九条 医疗卫生机构有下列情形之一的，依照有关法律、行政法规的规定给予处罚；国家举办的医疗卫生机构有下列情形之一、情节严重的，还应当对负有责任的主管人员和其他直接责任人员依法给予处分：

（一）未执行国家有关工资、福利待遇等规定的；

（二）对在本机构从事护理工作的护理人员，未按照国家有关规定足额缴纳社会保险费用的；

（三）未为护理人员提供卫生防护用品，或者未采取有效的卫生防护措施、医疗保健措施的；

（四）对在艰苦边远地区工作，或者从事直接接触有毒有害物质、有感染传染病危险工作的护理人员，未按照国家有关规定给予津贴的。

第三十条 医疗卫生机构有下列情形之一的，由县级以上地方人民政府卫生主管部门依据职责分工责令限期改正，给予警告：

（一）未制定、实施本机构护理人员在职培训计划或者未保证护理人员接受培训的；

（二）未依照本条例规定履行护理人员管理职责的。

第三十一条 护理人员在执业活动中有下列情形之一的，由县级以上地方人民政府卫生主管部门依据职责分工责令改正，给予警告；情节严重的，暂停其6个月以上1年以下执业活动，直至由原发证部门吊销其护理人员执业证书：

（一）发现患者病情危急未立即通知医师的；

（二）发现医嘱违反法律、法规、规章或者诊疗技术规范的规定，未依照本条例第十七条的规定提出或者报告的；

（三）泄露患者隐私的；

（四）发生自然灾害、公共卫生事件等严重威胁公众生命健康的突发事件，不服从安排参加医疗救护的。

护理人员在执业活动中造成医疗事故的，依照医疗事故处理的有关规定承担法律责任。

第三十二条 护理人员被吊销执业证书的，自执业证书被吊销之日起2年内不得申请执业注册。

第三十三条 扰乱医疗秩序，阻碍护理人员依法开展执业活动，侮辱、威胁、殴打护理人员，或者有其他侵犯护理人员合法权益行为的，由公安机关依照治安管理处罚法的规定给予处罚；构成犯罪的，依法追究刑事责任。

第六章 附 则

第三十四条 本条例施行前按照国家有关规定已经取得护理人员执业证书或者护理专业技术职称、从事护理活动的人员，经执业地省、自治区、直辖市人民政府卫生主管部门审核合格，换领护理人员执业证书。

本条例施行前，尚未达到护理人员配备标准的医疗卫生机构，应当按照国务院卫生主管部门规定的实施步骤，自本条例施行之日起3年内达到护理人员配备标准。

第三十五条 本条例自2008年5月12日起施行。

Ⅴ. 医学生誓言(试行)

健康所系,性命相托。

当我步入神圣医学学府的时刻,谨庄严宣誓:

我志愿献身医学,热爱祖国,忠于人民,恪守医德,尊师守纪,刻苦钻研,孜孜不倦,精益求精,全面发展。

我决心竭尽全力除人类之病痛,助健康之完美,维护医术的圣洁荣誉。救死扶伤,不辞艰辛,执著追求,为祖国医药卫生事业的发展和人类身心健康奋斗终生。

Ⅵ. 医学教育临床实践管理暂行规定

(2008年中华人民共和国卫生部、教育部发布)

第一条 为规范医学教育临床实践活动的管理,保护患者、教师和学生的合法权益,保证医学教育教学质量,依据《中华人民共和国执业医师法》、《中华人民共和国高等教育法》制定本规定。

第二条 本规定适用于经教育行政主管部门批准设置的各级各类院校的医学生和《执业医师法》规定的试用期医学毕业生(以下简称试用期医学毕业生)的医学教育临床实践活动。

第三条 本规定所称医学教育临床实践包括医学生的临床见习、临床实习、毕业实习等临床教学实践活动和试用期医学毕业生的临床实践活动。

医学生是指具有注册学籍的在校医学类专业学生。医学生的临床教学实践活动在临床教学基地进行,在临床带教教师指导下参与临床诊疗活动,实现学习目的。

试用期医学毕业生是指被相关医疗机构录用并尚未取得执业医师资格的医学毕业生。试用期医学毕业生的临床实践活动在相关医疗机构进行,在指导医师指导下从事临床诊疗活动,在实践中提高临床服务能力。

第四条 临床教学基地是指院校的附属医院以及与举办医学教育的院校建立教学合作关系、承担教学任务的医疗机构,包括教学医院、实习医院和社区卫生服务机构等。

临床教学基地的设置必须符合教育、卫生行政部门的有关规定,必须有足够数量的具有执业医师资格的临床带教教师。

第五条 临床教学基地负责组织医学生的临床教学实践活动,为实施临床教学实践活动和完成教学任务提供必要的条件,维护临床教学实践过程中相关参与者的合法权益。

第六条 相关医疗机构是指承担试用期医学毕业生临床实践任务的医疗机构。相关医疗机构负责安排试用期医学毕业生的临床实践活动,确定执业医师作为指导医师,对试用期医学毕业生进行指导。

第七条 临床教学基地及相关医疗机构应采取有效措施保护医学教育临床教学

实践活动中患者的知情同意权、隐私权和其他相关权益。

临床教学基地和相关医疗机构有责任保证医学教育临床实践过程中患者的医疗安全及医疗质量，并通过多种形式告知相关患者以配合临床实践活动。

第八条 临床教学基地和相关医疗机构应加强对医学生和试用期医学毕业生的医德医风及职业素质教育。

第九条 临床带教教师是指经临床教学基地和相关院校核准、承担临床教学和人才培养任务的执业医师。指导医师是指经相关医疗机构核准、承担试用期医学毕业生指导任务的执业医师。

第十条 临床带教教师和指导医师负责指导医学生和试用期医学毕业生的医学教育临床实践活动，确定从事医学教育临床实践活动的具体内容，审签医学生和试用期医学毕业生书写的医疗文件。

第十一条 临床带教教师和指导医师应牢固确立教学意识，增强医患沟通观念，积极说服相关患者配合医学教育临床实践活动；在安排和指导临床实践活动之前，应尽到告知义务并得到相关患者的同意。在教学实践中要保证患者的医疗安全和合法权益。

第十二条 医学生在临床带教教师的监督、指导下，可以接触观察患者、询问患者病史、检查患者体征、查阅患者有关资料、参与分析讨论患者病情、书写病历及住院患者病程记录、填写各类检查和处置单、医嘱和处方，对患者实施有关诊疗操作、参加有关的手术。

第十三条 试用期医学毕业生在指导医师的监督、指导下，可以为患者提供相应的临床诊疗服务。

第十四条 医学生和试用期医学毕业生参与医学教育临床诊疗活动必须由临床带教教师或指导医师监督、指导，不得独自为患者提供临床诊疗服务。临床实践过程中产生的有关诊疗的文字材料必须经临床带教教师或指导医师审核签名后才能作为正式医疗文件。

第十五条 医学生和试用期医学毕业生在医学教育临床实践活动中应当尊重患者的知情同意权和隐私权，不得损害患者的合法权益。

第十六条 在医学教育临床实践过程中发生的医疗事故或医疗纠纷，经鉴定，属于医方原因造成的，由临床教学基地和相关医疗机构承担责任。

因临床带教教师和指导医师指导不当而导致的医疗事故或医疗纠纷，临床带教教师或指导医师承担相应责任。

第十七条 医学生和试用期医学毕业生在临床带教教师和指导医师指导下参与医学教育临床实践活动，不承担医疗事故或医疗纠纷责任。

医学生和试用期医学毕业生未经临床带教教师或指导医师同意，擅自开展临床诊疗活动的，承担相应的责任。

第十八条 护理、药学及其他医学相关类专业的医学教育临床实践活动参照本规定执行。

第十九条　本规定自2009年1月1日起实行。

Ⅶ. 希波克拉底誓言

仰赖医神阿波罗·埃斯克雷波斯及天地诸神为证，鄙人敬谨直誓，愿以自身能力及判断力所及，遵守此约。凡授我艺者，敬之如父母，作为终身同业伴侣，彼有急需，我接济之。视彼儿女，犹我兄弟，如欲受业，当免费并无条件传授之。凡我所知，无论口授书传，俱传之吾与吾师之子及发誓遵守此约之生徒，此外不传与他人。

我愿尽余之能力与判断力所及，遵守为病家谋利益之信条，并检柬一切堕落和害人行为，我不得将危害药品给予他人，并不作该项之指导，虽有人请求亦必不与之。尤不为妇人施堕胎手术。我愿以此纯洁与神圣之精神，终身执行我职务。凡患结石者，我不施手术，此则有待于专家为之。

无论置于何处，遇男或女，贵人及奴婢，我之唯一目的，为病家谋幸福，并检点吾身，不作各种害人及恶劣行为，尤不作诱奸之事。凡我所见所闻，无论有无业务关系，我认为应守秘密者，我愿保守秘密。尚使我严守上述誓言时，请求神祇让我生命与医术能得无上光荣，我苟违誓，天地鬼神实共殛之。

Ⅷ. 护理人员伦理学国际法(摘要)

(1953年7月国际护理人员会议采纳，1965年6月联邦德国法兰克福大议会会议修订)

护理人员护理患者，担负着建立有助于康复的物质的、社会的和精神的环境，并着重用教授和示范的方法预防疾病，促进健康。他们为个人、家庭和居民提供保健服务并与其他保健行业协作。

为人类服务是护理人员的首要职能，也是护理人员职业存在的理由。护理服务的需要是全人类性的。职业性护理服务以人类的需要为基础，所以不受对国籍、种族、信仰、肤色、政治和社会状况的考虑的限制。

本法典固有的基本概念：护理人员相信人类的本质的自由和人类生命的保存。全体护理人员均应明了红十字原则及1949年日内瓦决议条款中的权利和义务。

本行业认为国际法规并不能包括护理人员活动和关系中的一切细节。有些人将受到个人哲学观和信仰的影响。

1. 护理人员的基本职责包括三方面：保存生命、减轻病痛和促进康复。

2. 护理人员应始终保持高标准的护理和职业实践。

3. 护理人员不仅应该有良好的操作而且应把知识和技巧维持在恒定的高水平。

4. 患者的宗教信仰应受到尊重。

5. 护理人员应对信托给他们的个人情况保守秘密。

6. 护理人员不仅要认识到职责而且要认识到他们职业功能的限制。基于医嘱，不予推荐或给予医疗处理，护理人员在紧急情况下可给予医疗处理，但应将这些行动尽快地报告给医生。

7. 护理人员有理智地、忠实地执行医嘱的义务并应拒绝参与非道德的行动。

8. 护理人员受到保健小组中的医生和其他成员的信任，同事中的不适当的和不道德的行为应仅向主管当局揭发。

9. 护理人员接受正当的薪金和接受例如契约的实际的或包含的供应补贴。

10. 护理人员不允许将他们的名字用于商品广告中或作其他形式的自我广告。

11. 护理人员与其他职业的成员和同行合作并维持和睦的关系。

12. 护理人员坚持个人道德标准。这反映了对职业的信誉。

13. 在个人行为方面，护理人员不应有意识地轻视她所居住和工作地区居民的风俗习惯和所接受的行为方式。

14. 护理人员应参与并与其他公民和其他卫生行业分担责任以促进满足公共卫生需要的努力——无论是地区的、州的、国家的和国际的。

Ⅸ. 国际护理学会护理人员守则(1973年)

护理人员的基本任务有四方面：增进健康，预防疾病，恢复健康和减轻痛苦。

全人类都需要护理工作。护理从本质上说就是尊重人的生命，尊重人的尊严和尊重人的权利。不论国籍、种族、信仰、肤色、年龄、性别、政治或社会地位，一律不受限制。

护理人员对个人、家庭和社会提供卫生服务，并与有关的群体进行协作。

护理人员与人：护理人员的主要任务是向那些要求护理的人负责。

护理人员作护理时，要尊重个人的信仰、价值观和风俗习惯。

护理人员掌握由于患者对她信任而提供的情况，要注意保密。

护理人员与临床实践：护理人员个人执行的任务就是护理实践，必须坚持学习，做一个称职的护理人员。

护理人员要在特殊情况下仍保持高标准护理。

护理人员在接受或代行一项任务时，必须对自己的资格作出判断。

护理人员在作为一种职业力量起作用时，个人行动必须时刻保持能反映职业荣誉的标准。

护理人员与社会：护理人员要和其他公民一起分担任务，发起并支持满足公众的卫生和社会需要的行动。护理人员与其共事的成员：护理人员在护理及其他方面，应与共事的成员保持合作共事关系。

当护理工作受到共事成员或任何其他人威胁的时候，护理人员要采取适当措施保卫个人。

护理人员与职业：在护理工作与护理教育中心，在决定或补充某些理想的标准时，护理人员起主要作用。

在培养职业知识核心方面，护理人员起积极作用。

护理人员通过职业社团，参与建立和保持护理工作中公平的社会和经济方面的工作条件。

X．南丁格尔誓言

余谨以至诚，
于上帝及会众面前宣誓：
终身纯洁，忠贞职守，
尽力提高护理之标准；
勿为有损之事，
勿取服或故用有害之药；
慎守患者家务及秘密，
竭诚协助医生之诊治，
务谋病者之福利。
谨誓！

参考文献

曹志平.护理伦理学.北京:人民卫生出版社,2011
车龙浩.医学伦理学.北京:高等教育出版社,2005
陈聪杰.医学伦理学.成都:西南交通大学出版社,2009
陈秋云.护理伦理学.北京:人民卫生出版社,2011
丛亚丽.护理伦理学.北京:北京大学医学出版社,2008
冯泽永.医学伦理学.北京:科学出版社,2006
高玉萍.护理伦理与法规.北京:高等教育出版社,2009
何宪平.护理伦理学.北京:高等教育出版社,2007
姜小鹰.护理伦理学.北京:人民卫生出版社,2007
况成云.护理伦理学.西安:第四军医大学出版社,2009
李怀珍,秦敬民.护理伦理学.北京:人民军医出版社,2010
秦敬民.医学伦理学.北京:人民卫生出版社,2009
邱祥兴.医学伦理学.北京:人民卫生出版社,2003
瞿晓敏.护理伦理学.上海:复旦大学出版社,2007
孙福川,兰礼吉.医学伦理学.北京:人民卫生出版社,2007
孙元儒.护理伦理学.北京:人民军医出版社,2011
温树田.护理伦理.北京:高等教育出版社,2005
伍天章.医学伦理学.北京:高等教育出版社,2008
严丽丽.护理伦理与法规.郑州:河南科学技术出版社,2005
袁丽容.护理伦理学.北京:科学出版社,2011
曾繁荣.医学伦理学.北京:人民卫生出版社,2008

高等职业教育护理专业教学资源库平台使用说明

1. 登录www.cchve.com.cn，在专业列表中选择“护理专业”。

2. 自行注册账号，登录后可看到相关课程及资源，还可进入课程中心进行选课。